知的生きかた文庫

70代でも老けない人がしている脳にいい習慣

瀧　靖之

三笠書房

はじめに――「脳の老化」を防ぐ生活習慣を紹介します

「生活習慣病」という言葉があるように、日常生活と身体の健康との間には、深いかかわりがあります。

実は、脳も同じこと。年をとるとともに誰でも脳は萎縮《いしゅく》し、それにともなって認知力も落ちていきます。いわば「脳が老化」してしまうのです。

ところが、そこには大きな「個人差」があるのです。

特に六十代、七十代……と高年齢層になると、「脳の萎縮のスピードが速い人」と、「遅い人」との間では、大きな差が出てきます。つまり、言い方を変えると、**年齢以上に脳が速く老けていく方もいれば、年齢を重ねても脳を若々しく保った**

ままの方もいるということです。

一体、この差はどこから生まれるのでしょうか。

そこには、**生活習慣が大きく影響していた**のです。

私が所属する東北大学加齢医学研究所では、「生涯を通じ、いかに脳の健康を保つか」を研究テーマにしています。その一環として、これまでに約一六万枚におよぶ脳のＭＲＩ画像（磁気を使って人体の内部を撮影した画像）の研究や診断などを行ってきました。

しかし、それだけですべてがわかるわけではありません。どういう遺伝子や体質を持ち、どういう生活習慣の方が、どういう脳になり、どういう健康状態になるか、膨大なデータをもとに統計学的な手法で分析を行っているのです。これを「疫学《えきがく》」といいます。

この研究の結果、生活習慣と脳との密接な関係がしだいに明らかになってきました。そのポイントをご紹介し、できるだけ多くの方に、脳を若々しく保つような生活を送っていただきたいというのが本書の狙いです。

「健康にはふだんから気をつけていますから」という方も多いかもしれません。しかし、むしろそういう方にこそ、知っていただきたいことがあります。

世間には、「健康にいい」と言われる情報や物が溢《あふ》れています。有益なものもあるでしょうが、医学的な見地からは首を傾《かし》げたくなるものも少なくありません。あるいは情報自体に間違いはなくても、曲解や過信をしていると、かえって悪影響が及ぶこともあります。

「よかれ」と思って続けていることが逆効果だとすれば、早く気づいて修正するに越したことはないでしょう。

また本書では、私自身が脳の健康を保つため、日々実践していることも交えて、脳にいい習慣をご紹介します。生活習慣を見直すうえで、少しでもご参考になれば幸いです。

なお、みなさんにあらかじめ知っておいていただきたいことがあります。脳の健康に〝近道〟はありません。「こうすれば頭が急によくなる」とか「一週間で脳が劇的に若返る」ということは、残念ながらないのです。よかれ悪《あ》しかれ、長い時間の積み重ねが、脳の状態に反映されているからです。

だからこそ日々の生活習慣が大事だと言えます。

生活習慣の改善は、けっして難しくありません。ほんの少し、行動を見直してみるだけでいいのです。もちろん、何歳から始めても遅すぎることはありません。お金がかかることでも、たいへんな努力を要する話でもありません。結局、いかに日々を気分よく過ごすかということが、脳の健康の維持・向上に直結しているのです。

十年ほど前までは、脳は成人を過ぎてしまうと形態は変化せず、年とともに衰えるだけだと考えられてきました。ところが、プロローグでも詳しく述べますが、比較的最近になって、**脳は年齢を重ねてもなお成長を続けることがわかってきました。**

やや大げさに言えば、人類の新たな可能性の扉が姿を現したわけです。

その扉を開けるか閉ざすかは、私たちの生活習慣しだいなのです。

開けているつもりが閉ざすことにならないよう気をつけつつ、人生を楽しむつもりで可能性にチャレンジしてみてはいかがでしょうか。

本書が、その〝水先案内人〟になることを願っています。

瀧　靖之

はじめに――「脳の老化」を防ぐ生活習慣を紹介します　3

プロローグ
「脳のしくみ」と「生活習慣」の深い関係とは？

1　六十歳でも「五十代の脳の人」と「七十代の脳の人」がいる!?　16
今からでも間に合う！　「不健康な脳」の改善法
2　認知症は予防できる！　その方法とは？　25
ＭＲＩ画像によって早期の診断ができる
五十代、六十代こそ生活習慣の見直しを！
好奇心を失わず、健康にも関心を持つ
3　記憶のカギを握る「海馬」は、成長し続ける!?　36
海馬の〝天敵〟はストレス

若いころに聴いた音楽、読んだ本が海馬に効く!?
4 脳の「可塑性」という神秘 46
大人になっても脳は成長できる
脳を〝使い込む〟ことが何よりの老化対策

生活習慣篇

「脳にいい習慣」を取り入れよう!

生活習慣1 全身運動を、楽しみながら続ける 56
近距離でもクルマを使う人は気をつけて
健康にいい運動、三つのポイント
生活習慣2 いろいろな食品を、バランスよく食べる 63

過度な「糖質ダイエット」は、むしろ危険
主食はお米を選んだほうがベター
過度の食事制限はストレスのもと
ときにはラーメンもスイーツも楽しもう

生活習慣3 六時間半眠れば十分、「朝型生活」がおすすめ 76
昼寝はせいぜい十五分で
朝型生活にすると、仕事が格段にはかどる

生活習慣4 何歳になっても、身なりに気を配る 84
社会性を保つため、身なりを気にしよう

生活習慣5 仕事以外の「逃げ道」をつくっておく 90

〝逃げ癖〟をつくっておく
仕事以外でも打ち込めるものを
出世した人のほうが、ストレスは少ない

生活習慣6
叱るよりも、褒めて人を伸ばす 103
褒められた脳は大きく育つ

生活習慣7
勝ち負けから離れて、「楽しい時間」を大切にする 110
世間のヒエラルキーの外側に自分の世界を持とう

生活習慣8
太陽の光を浴びて、うつを予防する 118
認知症を防ぐためにも、糖尿病は早めに対処を
「ハイ」になったらご用心

生活習慣9　定年後、「何ができるか」を考える　126
「どうすればできるか」前向きな一歩を

生活習慣10　年齢に関係なく、新しいことにチャレンジする　133
「オンリーワン志向」が脳を刺激する

生活習慣11　ハマる趣味を持ち、仲間をつくる　141
趣味で広がる仲間との交流
「興味が湧かない」は単なる思い込み

生活習慣12　趣味は、三日坊主でもまったくOK　149
「三日坊主」も役に立つ

野山を歩くのも立派な趣味

生活習慣13 楽器の演奏にチャレンジしてみる 159
楽器演奏が脳をとことん刺激する
音楽を聴くといい気分になるワケ

生活習慣14 子どもや孫に、本の読み聞かせをする 166
〝親子で読書〟のすごい効果

生活習慣15 いつでも「前向き」「楽観」を心がける 173
私に医者への道を決意させた、ある事故
「楽観」を心のクセにする
「慣れ」がストレスを減らす

生活習慣16 対面の会話で「共感性」を高める 186
夫婦ゲンカの原因は脳の違い？
認知症ケアの現場でも「共感性」が奇跡を起こす
脳にいいのはバーチャルよりもリアル

生活習慣17 自分にぴったりの働き方を見つける 196
仕事の効率を劇的に上げる「アイドリング」
「ライフ・ワーク・渾然《こんぜん》一体」の道もある
働き方、生き方をやわらかく

本文DTP／フォレスト
本文イラスト／武者小路 晶子

プロローグ

「脳のしくみ」と「生活習慣」の深い関係とは？

最初に、「脳のしくみと生活習慣」についておさえておきましょう。

脳のしくみを「**加齢**」「**認知症**」「**海馬**《かいば》」「**可塑**《かそ》**性**」という四つのキーワードに分類して、最新の知見を含めて解説していきます。

いずれにも共通しているのは、「脳の健康」にとって「生活習慣」がきわめて大事であるということです。

六十歳でも「五十代の脳の人」と「七十代の脳の人」がいる!?

一般に、「頭の大きい人は頭がいい」とよく言われます。冗談のような話ですが、実は間違いというわけではありません。といっても、ここで言っているのは、頭全体のサイズではなく、中身の大きさ（脳の体積の大きさ）のことです。

左ページの図1をご覧ください。これは脳の断面画像です。白色に見える部分が脳であり、その内側の黒い部分は「脳脊髄液《のうせきずいえき》」という液体で満たされています。

基本的に、この白色の部分、つまり脳の体積が大きいほど、認識力や判断力のような能力（これを「高次認知機能」と言います）が高いと言われています。これが、「頭が大きい人は頭がいい」という言葉が意味するところなのです。

図１　年齢相応と考えられる脳（男性）

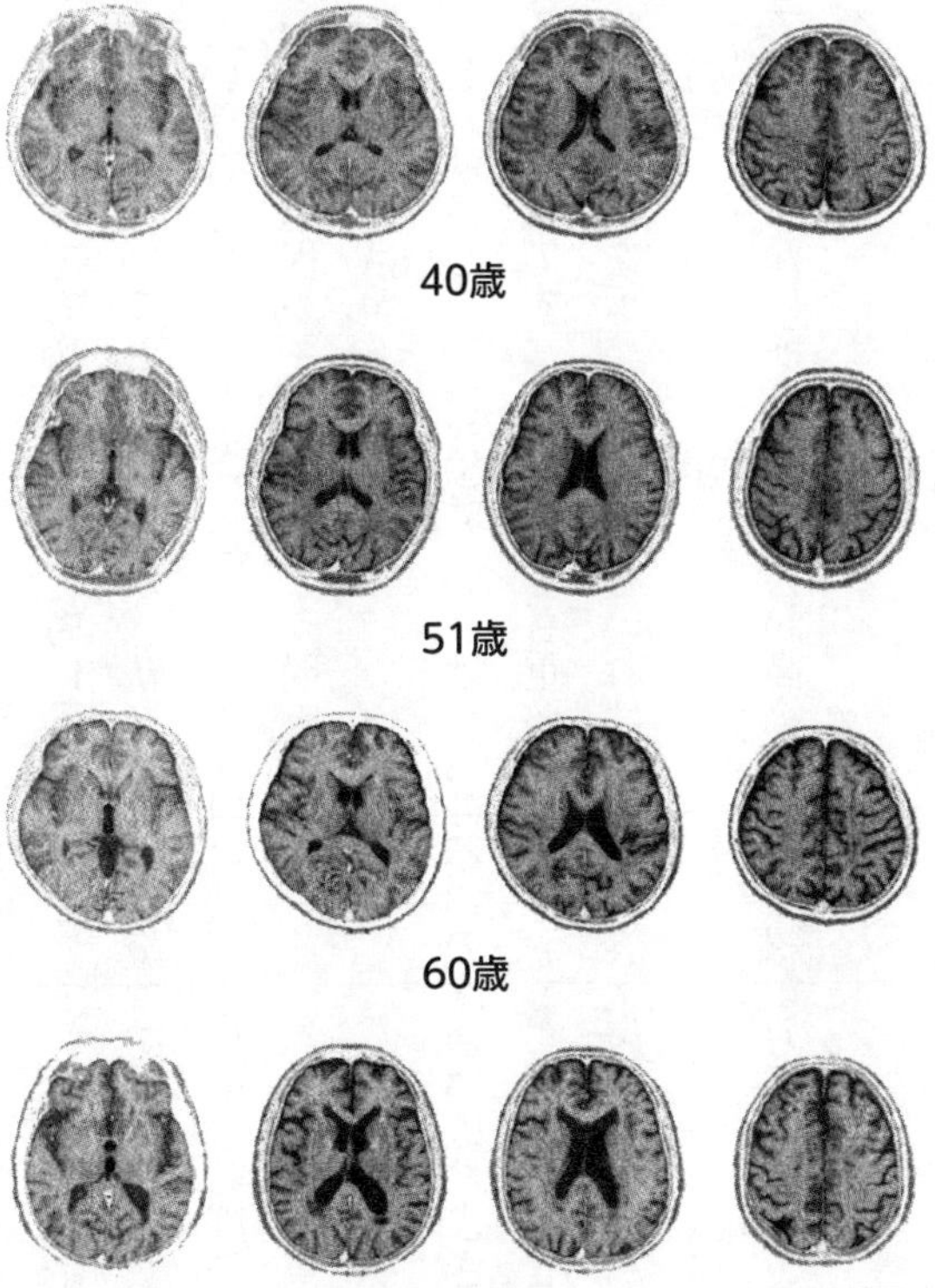

健康であっても、脳は加齢とともに萎縮する。

Taki *et al*, 臨床放射線，2005より改変

若いうちは、個人差はあるものの、誰でも脳の体積は大きいものです。

ところが、**誰でも脳は年齢とともに萎縮します。**これは人間が生き物である以上は避けられないことなのですが、統計的に、何歳であればどれくらい小さくなる、ということもわかっています。図1を見れば、年代による脳の違いは明らかですが、この過程が「**老化**」という現象なのです。

ただし、注意していただきたいのは、**この萎縮の度合いは、まさに人それぞれであるという点です。**ここがとても重要なポイントです。六十〜七十歳代ながらある程度の体積を保っている方もいれば、四十〜五十歳代でずいぶん萎縮が進んでいる方もいらっしゃいます。

すると、明らかに前者は認知力が高く、後者は認知力が落ちているケースが多くなるのです。

以上の点を踏まえて、もう少し具体的に見ていきましょう。

図2　同じ60歳（男性）の脳でもこんなに違う！

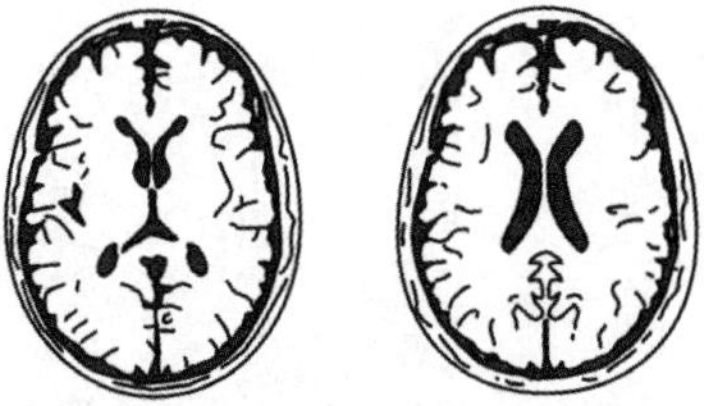

■年齢相応と考えられる人の脳

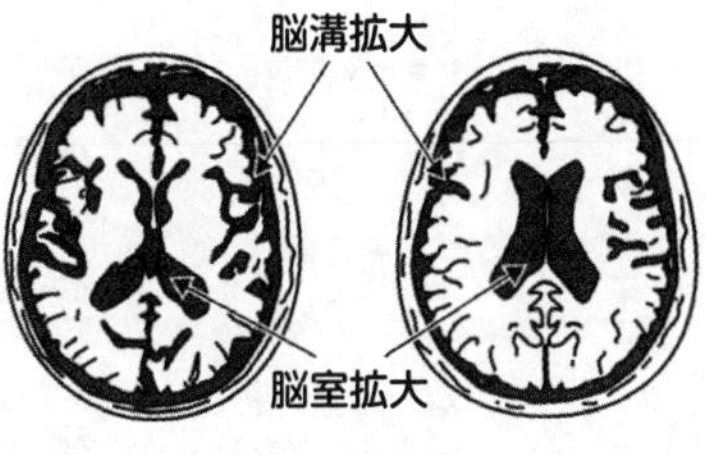

■年齢を考慮すると萎縮していると考えられる人の脳

脳の認知力（高次認知機能）は、いくつかの分野に分けて計測されます。例えば「**処理速度**（複数の記号が交じり合った図面の中から、特定の記号だけを一分間でできるだけ多くピックアップする等）」「**意味理解**（言葉の意味を理解する）」「**記憶**」「**知識**」「**流暢性**《りゅうちょうせい》（「か」で始まる言葉をできるだけ多く言うこと等）」などです。

基本的に、いずれの分野も加齢とともに落ちていくものです。

しかしここには、個人差があります。若いうちは比較的均等ですが、**特に高年齢層では、脳の萎縮が速い人と、萎縮が遅い人とで大きな差が生まれるのです**（前ページの図2）。

この差も、脳の萎縮の度合いと強い相関があります。

それぞれの認知力の高い人ほど、それを担う脳の領域の体積も保たれているのです。ちなみに、こういう計測は世界中の研究者がさまざまな手法で行っていますが、結果はほぼ同じです。

ではなぜ、このような個人差が生じるのでしょうか？　人によって脳の萎縮が大きかったり、小さかったりするのでしょうか？

それは遺伝の影響もありますが、**生活習慣に負うところがかなり大きい**のです。

この点については、強調して、しすぎることはありません。

不摂生な暮らしが長く続けば、脳はもちろん身体にも悪影響を及ぼしやすくなります。糖尿病や高脂血症のような動脈硬化性の疾患を招き、血管の老化が起こり、神経細胞が脱落して能力が落ちる、という負の連鎖を招きかねません。

逆に、若いうちから健康に気をつけてきた人は、より病気にかかりにくくなり（もちろん例外もありますが）、脳の体積も保たれやすいのです。

ならば、**生活習慣を見直すことで、できるだけ脳の体積を維持したほうがいい**はずです。それが脳の「健康」を保つことに、直接つながってくるのです。

私たちは、ともすれば知らず知らずのうちに「脳に悪い習慣」を身につけている可能性があります。「よかれ」と思ってやっていることが、実は悪影響を及ぼしている場合も少なくありません。

とはいえ、あまり神経質になりすぎる必要もありません。

日常をちょっとだけ見直してみる、生活習慣をちょっとだけ変えてみる、という意識を持ってスタートすれば、それでいいのです。

今からでも間に合う! 「不健康な脳」の改善法

統計的に見ると、実は**脳の萎縮は女性よりも男性のほうが多い**傾向があります。

男性にとっては少し不利な話ですね。その理由の一つは、女性が多く持つエストロゲンという女性ホルモンに神経保護作用があるから、と言われています。

ただし、その作用が働くのは閉経する五十歳くらいまで。それ以降は女性の脳も萎縮しやすくなり、男女差はあまり見られなくなります。

一部には、「それなら男女とも、高齢になったらエストロゲンを人工的に投与すればいいのではないか」という意見もあるようです。これは医学的に議論のあるところですが、ホルモンの働きは想像以上に複雑ですので、かえって身体のバランスを崩しかねないというのが一般的な見方です。

そもそもエストロゲンだけ増やしても、それを受け取って利用する受容体（レセプター）も増えなければ意味がありません。成長の適切な時期に適切な量を持つことが、もっとも重要だと思います。

男性の脳が萎縮しやすい理由は、他にもあります。発生学的に、身体は「XX」の染色体によって女性になるようにできています。そこに「Y」の染色体が無理やり入ることで、男性に変わる。そのプロセスでかなり負担がかかっているため、老化に対して脆弱《ぜいじゃく》である可能性も指摘されています。

つまり、脳の萎縮は一つの要素だけで決まるわけではないということです。

別の言い方をすれば、「○○を飲めば脳の萎縮は止まる」「特殊なトレーニングで急に頭がよくなる」ことは残念ながらあり得ないことですし、「○○を食べれば脳が若返る」ということもありません。

でも、ここで覚えておいていただきたいのは、**何よりも脳に影響を及ぼすのは、遺伝子要因を除けば、「生活習慣」だということ**です。

長年、悪い生活習慣を続けていたとしたら、認知力が落ちたり、認知症のリスクが高まるという悪い結果がもたらされます。

急に何かを食べたり飲んだりしたからといって、すぐ元に戻るものではありません。長年の不摂生で脳に悪影響が及んでいるとすれば、やはり長年にわたって生活習慣を改善していく必要があるのです。

だからといって、あきらめる必要はまったくありません。

逆に言えば、**今からでも間に合う**のです。日常生活をちょっと見直してみることで、脳の状態が改善される可能性が劇的に高まるということです。

これほどシンプルかつ効果的で、しかもお金のかからない〝予防法&治療法〟は他にないでしょう。

2 認知症は予防できる！ その方法とは？

今や、認知症の高齢者の数は全国で四六〇万人とされています（二〇一二年現在）。

厚生労働省の推計によれば、高齢化の進展にともない、二〇二五年には、約七〇〇万人に達するとされています。六十五歳以上の高齢者の五人に一人という、とほうもない割合です。

では、そもそも認知症とは、どんな症状なのでしょうか。本書でも折りに触れて述べますが、はじめに概要を説明しておきます。

認知症は、認知機能が低下して日常生活に支障をきたす病気です。

ただし、前述の加齢による萎縮とは一線を画して考えたほうがよいでしょう。
「高齢だから、かかっても仕方がない」、というものではないのです。

認知症には、大きく三つのタイプがあります。

一つ目は「**脳血管性認知症**」。脳梗塞《のうこうそく》や脳出血などによって脳の血管に障害が生じ、そこから発症するものです。

二つ目は、「**レビー小体型認知症**」。レビー小体という小さなたんぱく質が、神経細胞の中に溜まることで発症します。

そして三つ目が「**アルツハイマー型認知症**」。「アミロイドβたんぱく」や「タウたんぱく」という異常なたんぱく質の〝ゴミ〟が脳に蓄積することにより、神経細胞にダメージを与えて発症します。認知症の約六割はこのタイプです。

このうち「アルツハイマー型」の場合、やはり脳が萎縮していくわけですが、加齢による萎縮とはスピードが違います。一年あたりの脳の減少量は、ごく初期でも健常者の約二倍。高齢になれば、そのスピードはさらに増すと言われています。

症状としては、**初期段階ではもの忘れが激しくなります。**日にちや曜日がわからなくなったり、ご飯を食べたこと自体を忘れたり、外出先から自宅へ帰れなくなったりする。この状態が半年以上続くと、「認知症」と診断されるのです。ただこの段階では、本人も自分の異変に気づいています。

さらに進行すると、**数十年単位で記憶が失われます。**若かったころの意識に戻り、例えば自分の孫を自分の子どもと錯覚したりするわけです。また、箸などを使ったり、歩いたりすることに支障をきたすようになります。このころになると、認知症の自覚もなくなります。

そして後期段階になると、**思考力や判断力のような認知機能が失われ、会話や食事も難しくなります。**ただし当然ながら、早期発見・早期治療に努めれば、症状の増悪《ぞうあく》を抑えることは可能です。あきらめる必要はまったくありません。

MRI画像によって早期の診断ができる

「自分はまだ若いし、意識もはっきりしていて認知症の兆候もない。だから大丈夫」と思っている方も多いと思います。

しかし、脅《おど》かすわけではありませんが、**認知症はなかなか自覚症状が現れないもの**です。大丈夫と〝自覚〟していても、実はかなり進行（つまり脳が萎縮）していることもあるのです。あるいは「自分はそろそろ危ない」と感じている人が、まだ大丈夫だったりすることもあります。いずれにせよ、高齢になれば認知症の可能性は必然的に上がるので、なるべく若いうちから打つべき手は打っておいたほうがいいのです。

それも、**正しい手を打つ必要があります。**

例えばテレビ番組などで、「昨日の昼食はどこで誰と何を?」と尋ねて即座に答えられるかどうか、といった簡便な〝検査法〟がよく紹介されます。しかしこれは、正しくありません。覚えていたからといって脳が健康とはかぎらない。単にど忘れすることは誰にでもあります(ただし、さすがに「今日の朝食」まで即座に出てこないようなら、疑ったほうがいいかもしれません)。

実際、専門の医師でさえ診断は難しいのです。だいたい認知症は、本人が認めたがりません。多少の自覚があっても「おかしい」とはあまり思わず、医師に何か質問されても、悟られまいと平常を装って答えたりすることがあります。これを「取り繕い行動」といいます。

そこで活躍するのが、**MRI画像による診断**です。

これは人体の内部を磁気を使って三次元で撮影できるもので、医療の世界に革命的な変化をもたらしました。認知症の診断についても、例外ではありません。

認知症の兆候は、まず**脳の血流**に現れます。

人間の理性をつかさどるコミュニケーション能力など高度な認知機能を担っているのは、脳の前部にある前頭葉《ぜんとうよう》や、横側の側頭葉《そくとうよう》と上部の頭頂葉《とうちょうよう》の境目にある側頭頭頂《そくとうとうちょう》接合部《せつごうぶ》と呼ばれる場所ですが、これらの血流量が極端に落ちるのです。

血流量とは、具体的には脳のそれぞれの領域に一分間あたり、脳の組織一〇〇グラムあたりに何ミリリットルの血液が流れているかという値です。その量に影響を与えるのは、一般によく言う血液の〝サラサラ〟や〝ドロドロ〟ではなく**脳の代謝**です。

つまり**脳の中に使われない部分があると、そこに酸素を多く送る必要もなくなる。だから血流量が落ちる**わけです。

かつて、その測定はたいへんな作業でした。放射性同位体を注射したり、場合によっては動脈血採血をしたりということが欠かせなかったのです。これには非常に痛みがともないました。

しかしＭＲＩの登場により、このプロセスは劇的に変わりました。**注射も採血も不要になり、単に装置の上で横になるだけで脳画像を撮影でき、血流量の測定ができる。**これにより、認知症を発症する何年も前から兆候がつかめるようになったのです。

五十代、六十代こそ生活習慣の見直しを！

そもそも**アルツハイマー型認知症にかかるのは、遺伝子による影響が大きい**ことがわかっています。その割合は、**遺伝子レベルでいえば六〇％程度が遺伝要因、四〇％程度が生活習慣**と言われています。これだけを見ると、将来的に発症するかどうかは、生まれつき運命づけられているようにも思えます。

しかしここで強調したいのは、病気というものは、一つの遺伝子が原因で発症に至ることはきわめて稀《まれ》だということです。

たとえ病気の遺伝子があったとしても生活習慣を変えることで、遺伝子による発症のリスクが軽減できるはずなのです。いかに生活習慣を見直すことが大事か、この一点だけでもわかるでしょう。

後にも詳しく述べますが、運動不足、睡眠不足、暴飲暴食、人間関係や仕事のストレス等々の積み重ねが、身体にも脳にもいいわけがありません。これらを当たり前のレベルに戻すだけでも、発症のリスクはずいぶん軽減できると思います。

もちろん**五十～六十歳代から生活習慣を改めたとしても、けっして遅すぎることはありません。むしろ、この年代こそ正念場です。**

いかに脳の萎縮を食い止め、認知症と生活習慣病のリスクを引き下げる生活を送るか。その自覚の有無こそが、**十数年後に大きな差を生む**ことになると思います。

好奇心を失わず、健康にも関心を持つ

ところで、しばしば巷《ちまた》で「高学歴な人は認知症になりにくい」という話を聞くことがあります。

高学歴そのものが認知症予防の条件とは思えないのですが、そう言われる「理由」に目を向けることは、無意味ではありません。

理由は大きく三つあると考えられます。一つ目は、高学歴だと人脈が豊かであることが多いため、仕事でのコミュニケーションが盛んで、なおかつ重要な判断を迫られて**日常的に頭を使っている**と考えられるからです。

二つ目は、知識が多い分、社会への関心が高く、**好奇心が育ちやすい**からです。それが趣味につながれば、脳への刺激を与え続けるライフスタイルになります。

そして三つ目は、**健康に関心が高い人が多く、お金も時間もかけやすい**という

ことです。食事にしてもヘルシーなものを選ぶことが多く、ジムなどに通う人もいます。間違った知識に基づいていると逆効果ですが、ある程度の時間とお金をかければ、それなりの成果は期待できるはずです。

こうして見ると、やはり高学歴そのものが認知症予防の絶対条件ではないことがわかります。

学歴がどうあれ、**仕事をがんばれば人脈は広がるし、コミュニケーションの機会も増える**でしょう。より重い責任を担い、高度な判断を迫られる場面も出てきます。

それに、**社会に関心を持つ**ことは誰にでもできます。趣味の世界に学歴はまったく関係ありません。お金をかけなくても、食事に気をつけたり運動をしたりすることもできます。

要するに社会の一員として責任を持ち、毎日をイキイキと過ごしていれば、必然的に認知症のリスクは遠ざかるのです。

たとえ高学歴でないからといって、あきらめる必要はまったくないですし、逆に高学歴だからといって、安心して悪い習慣を続けていれば、当然のように、認知症のリスクは高まるのです。

3 記憶のカギを握る「海馬」は、成長し続ける!?

私たちの脳には、それぞれ多くの記憶が刻まれています。

楽しかったり辛かったりした思い出をはじめ、友人・知人の名まえやプロフィール、スポーツや創作活動の技術、受験勉強で覚えた知識など、記憶の内容は多岐にわたります。

脳科学では、それをいくつかに分類しています。まず大分類としては、「**短期記憶**」と「**長期記憶**」があります。

前者は、時間の経過とともに忘れてしまう記憶を指します。例えば、電話番号を調べて電話をかけるとき、その場で瞬間的に番号を覚えますが、その番号を切るころにはもう忘れているでしょう。これが短期記憶です。

一方、後者は文字どおりずっと覚えていることです。これはさらに、一般知識のような**「意味記憶」**、日常の出来事や子ども時代の思い出などの**「エピソード記憶」**、それにスポーツやダンスの動き、楽器演奏など身体で覚えた**「手続き記憶」**の3つに分類されます。これらはそれぞれ、脳の別の場所に保存されています。

そして、**コントロールセンターとしてこれらを〝仕分け〟しているのが、側頭葉の奥深くにある「海馬」**だと考えられています。形がタツノオトシゴ（Sea「海」horse「馬」）に似ていることから、こう呼ばれています。

詳しい機能についてはまだよくわかっていないのですが、短期記憶に入った情報を捨てるか残すか、残すならどこに保存するかを決めていると言われています。

そういう高度な機能を担っているという意味では、もっとも人間を人間たらしめている器官の一つと言えるでしょう。

海馬には大きな特徴があります。**人間の脳にある神経細胞は、基本的に増えません。**生まれたときがもっとも多く、後は年齢を重ねるにつれて減る一方です。しかし**海馬だけは、神経細胞を新しく生んで体積を増やすことができる**のです。

これを「神経新生」と言いますが、発表されたのは一九九八年のこと。脳科学の世界にとって、これは世紀の大発見でした。何しろ減る一方と思われていた神経細胞が増えることとは、脳の新たな可能性を示唆しているからです。

しかもその後の研究で、**海馬の体積は年齢に関係なく増える**ことがわかりました。例えば、道路が複雑に入り組んでいるロンドンのタクシー運転手さんの海馬を調べたところ、軒並み体積が増えていたそうです。それも、ベテランになるほど大きかったとのこと。道路事情を細かく把握し、乗りこなしているうちに、脳が鍛えられたのでしょう。

これらをざっくりまとめると、次のようなことが言えると思います。

高度な機能を持つ海馬は、たとえるなら筋肉のように鍛えることができる。それも〝増強剤〟など不要で、**日常の生活習慣こそ最大の特効薬**になり得る。つまり、どれだけ年齢を重ねても、心がけしだいで若々しい脳を保つことができるわけです。

海馬の〝天敵〟はストレス

ただし、いいことばかりではありません。神経新生の機能は、しばしば抑制されます。むしろ、海馬は脳内でもっとも損傷しやすいデリケートな存在なのです。それによって逆に萎縮し、短期記憶を長期記憶に変えられなくなる。つまり**昔のことは覚えていても、最近の出来事を覚えられなくなる。これが認知症の状態です。**

では、何が海馬を萎縮させるのか。

要因はいろいろありますが、**もっとも大きなものがストレス**です。

海馬のすぐ隣には「扁桃体《へんとうたい》」と呼ばれるアーモンドのような形をした領域があり、「快不快」といった感情をつかさどっています。情報はこの〝フィルター〟を通過して海馬に送られることで「エピソード記憶」となり、脳に定着しやすくなるわけです。

ただし、扁桃体にネガティブな情報が多く入ってくると、コルチゾールなどのストレスホルモンが増加して神経新生の邪魔をする。つまり**記憶の機能を下げる**わけです。これを「過活動」と言います。

これがうつのリスクになり、ＰＴＳＤ（心的外傷後ストレス障害）との関連も指摘され、さらに認知症のリスクにもなると言われています。ストレスほど脳に悪いものはない、と言っても過言ではないでしょう。

余談ながら、遺伝的に海馬が生まれつき小さい方もいます。こういう方は、リつや認知症になるリスクが高いと考えられています。日本人なら二〇％、およそ五人に一人ですから、けっして小さい割合ではありません。

しかし、きわめて微妙な差であり、必ずしも発症するわけではありません。本人にも自覚はないでしょうし、生活に支障もありません。ＭＲＩ画像と認知心理テスト等を照らし合わせた統計データでも、有意差がほとんど確認できないほどです。

それよりも、やはり**海馬の萎縮は生活習慣による影響のほうがはるかに大きい**のです。遺伝を気にするより、日常生活を見直すことが重要なのです。

✔ 若いころに聴いた音楽、読んだ本が海馬に効く!?

では、どうすれば海馬の萎縮を防げるか、あるいは体積を増やして、健康な状態を保てるのでしょうか。

これには、後述するように**日常の運動、食事、睡眠、コミュニケーション**などさまざまな方法があります。あるいは**ストレスの軽減**も欠かせません。そしてもう一つ、重要なのはエピソード記憶を増やすこと、つまり**ふだんからいろいろな経験をして、脳をよく使う**ことです。

以前、ＮＨＫのある番組で認知症をとりあげていたことがあります。そこでたいへん印象的だったのは、認知症を患った高齢の方とその娘さんが**交換日記を始めたところ、症状が目に見えて改善した**という話です。

これは、二つの意味で認知症ケアの本質を突いています。

一つは言うまでもなく、**コミュニケーションが脳の刺激になる**ということ。そしてもう一つは、**日記という性格上、昔のさまざまな感情や記憶を呼び起こすトレーニングになる**ということです。

認知症を患っても、あるところまで心の内面は保たれていることも多いと言われています。それを引き出すことが、症状の進行を遅らせることにつながるのです。

特に**感情とセットになった記憶**を呼び起こせれば、より効果的だと思います。例えば好きだった音楽、食べもの、旅行で訪れた場所、出会った人などを思い出せば、当時の感情も思い出します。

これが「エピソード記憶」であり、その**質と量が豊かであるほど脳は活性化するのです。**

これは認知症の方にかぎった話ではありません。若いうちからエピソード記憶を増やすことも重要ですが、ある程度年齢を重ねた方なら、エピソード記憶を呼び起こすように行動してみるのもいいかもしれません。

日記とまではいかなくても、例えば**若いころによく聴いた音楽を聴き直す**とか、**本や映画をもう一度見る**とか、**アルバムを開いてみる**とか、方法はいろいろあると思います。それによって当時の感情まで鮮明に蘇《よみがえ》れば、脳はまだ元気な証拠です。

こういう行動をとると、周囲からは「懐古趣味」とか「すっかり老け込んだ」などと見られるかもしれません。しかし、むしろ**老け込まないよう海馬の機能を維持するための有効な手段**なのです。

それにエピソード記憶は、実際がどうだったにせよ、「苦い思い出」にはなりにくいものです。脳の防衛本能として、ネガティブな記憶は基本的に忘れやすいからです。もちろん、たいへん辛い記憶があれば、そう簡単には忘れないでしょう。

しかし一般論としては、いいことばかり思い出しやすい。あるいは悪いことも美化されやすいのです。

例えば小学生や中学生のころ、「勉強したくない」「宿題を出さずに先生に怒られた」「友人とケンカした」等々、誰でも嫌だと思うことはたくさんあったと思います。しかし今になって振り返ってみると、けっしてその一つひとつがネガティブな感情とセットではなく、むしろ懐かしい思い出に変わっているのではないでしょうか。エピソード記憶とは、そういうものです。

そこで、**もう少し時間的な余裕があるなら、「自分史」のようなものを書いてみるのもいいかもしれません。**ある程度年齢を重ねると、自分のルーツを知りたくなるものです。あるいは自分の両親が若かりしころ、どんな生活をして何を考えていたのか、だんだん興味が湧いてきたりします。

それを思い返したり、〝取材〟したりして書き留めてみると、楽しいうえに脳の健康にも役立ちます。

また、年老いた両親とそういう話ができれば、まさにエピソード記録を呼び起こすことになります。**両親の認知症予防にもなる**でしょう。

4 脳の「可塑性」という神秘

脳にはもう一つ、おもしろい性質があります。**環境によって、カメレオンのようにどんどん変化していく**のです。

脳内の情報処理・情報伝達は、神経細胞が担っています。これが電源ケーブルとコンセントのように相互に結びつくことで、情報が行き来するわけです。そういう〝道〟がたくさん集まってネットワークをつくることで、脳は活動しています。

興味深いのは、その〝道〟のつくられ方。**脳には、使えば使うほど、それに対して最適に対応できるよう変化する性質があります。**

つまり、よく使う〝道〟はどんどん太くして高速道路にする一方、あまり使わない道はどんどん壊していくのです。これを「**使用依存的可塑性**（use-dependent plasticity）」と言います。

特に子どもはこの活動が活発で、例えば「言語野《げんごや》」と呼ばれる言語をつかさどる領域は、十歳ごろが発達のピークと言われています。つまりそれまでの生活環境によって、言語に関する高速道路はほぼ完成するわけです。

豊かな日本語を使う環境なら、高速道路も豊かな日本語が行き来するはずです。英語圏で生活していれば、英語の高速道路ができます。両方使う環境なら、バイリンガルになりやすいわけです。

しかし、十歳のころまで英語にほとんど触れないとすれば、当然ながら英語の道はできません。言語野に残るのは日本語の高速道路のみ。だから、大人になってからの語学の勉強には苦労させられるわけです。しばしば「語学教育はできるだけ早いほうがいい」と言われるのは、そのためです。ただし、早すぎることがトータルな面での成長という意味で必ずしもよいかどうかはわかっていないので、超早期教育を、ぜひにと推奨するものではありません。

さて、子どもの脳の活動が活発になるという点については、語学にかぎった話ではありません。例えば運動や芸術関係の領域も同様で、こちらの高速道路の完成はもっと早く、五歳ごろと言われています。

たしかにプロのスポーツ選手や音楽家などの中には、小さいころからいわゆる英才教育を受けてきた人が少なくありません。脳のしくみから見ても、これは理にかなった話と言えるでしょう。

大人になっても脳は成長できる

では、大人になった後ではすべて「手遅れ」かといえば、そうではありません。

実は**十歳を過ぎた後の脳も、スピードは落ちるものの変化を続けている**らしいのです。これがわかったのも、二〇〇四年と比較的最近のことでした。脳科学の世界にとって、海馬の神経新生と並ぶ大発見です。

それによると、大学生に「ジャグリング（大道芸でよくある、複数のボールなどを空中に投げたり取ったりする芸）」のトレーニングをさせたところ、脳の頭頂葉や側頭葉の体積が増えたとのこと。つまり、**それらの部位が成長した**わけです。

さらに大学生ではなく、六十歳前後の被験者に同じく「ジャグリング」に挑んでもらったところ、やはり同様の結果が得られたとの報告があります。

言い換えるなら、**大人の脳であってもトレーニングしだいで変化し、成長を続ける。いくつになっても「可塑性」は失われない**ということです。

その後、この説を傍証するように、例えばプロスポーツ選手の脳の運動領域が大きく発達していたり、ピアノのレッスンを受けると左右の脳をつなぐ「脳梁《のうりょう》」と呼ばれる部分が厚くなっていたり等々の報告もされています。

「アップデート」を終了したと思われていた古いコンピューターが、実は使い込むことで自動的にアップデートする機能を持っていた、という感じです。

中高年以上の層にとって、俄然、勇気の湧いてくる話ではないでしょうか。

さらに興味深い話もあります。

脳のある部分が病気やケガで損傷を受けたとき、その部分はもう元には戻りません。ところが、**身体の機能としては元に戻ることがある**のです。

このとき**脳内では、周囲の損傷を受けていない部分が、受けた部分をカバーするように新しいネットワークを構築しています。**さながら柔軟な〝バックアップ機能〟が起動するわけです。これも可塑性の一種と言えるでしょう。

ただし、自動的にそうなる、というわけではないようです。

後にも述べますが、例えば事故や認知症の進行で長く反応を失っていた方が、献身的な世話を受けて少しずつ話し始める、といったことも起きています。あるいは懸命にリハビリを続けた結果、身体の機能を回復することもあります。

つまり何らかの「働きかけ」という刺激があって、脳が修復に向けて動き出すわけです。

脳を〝使い込む〟ことが何よりの老化対策

損傷のような事態まではいかないにしても、「働きかけ」は脳の若さを保つための重要なポイントです。

加齢によって脳が萎縮し始めても、**もともと神経細胞が強化されていれば、つまりネットワークを多く持っていれば、脳の状態は維持されます。**あるいは脳にアミロイドβたんぱくなどが多少溜まったとしても、認知症のリスクは小さくなるわけです。

ではどうやって神経細胞を強化するかと言えば、できるだけ〝使い込む〟のが一番です。**仕事であれ趣味であれ人間関係であれ、常に脳を使っていれば、神経細胞は維持されやすくなる**のです。

逆に脳をあまり使っていなければ、もともとネットワークが脆弱なので、少し破壊されただけでも大きな影響が及びかねません。

脳は筋肉とは違いますが、例えば全身の筋肉を想像すればわかりやすいと思います。いわゆる筋トレをすると、筋細胞が増えて筋肉が厚くなり、筋力も上がります。一方、脳の海馬以外の神経細胞は、トレーニングをしても増えることはありませんが、可塑性によってよく情報の行き来する神経細胞どうしは強く結びつき、太く頑丈になります。

筋細胞も神経細胞も、より多く使うことでその部分が強化されるという点では

共通していると考えられています。

日常において、私たちは脳をどうやって使い込めばいいのか、逆にどんな刺激から脳を守ればいいのか。本書では、それを追い追い考えていくことにします。

生活習慣篇

「脳にいい習慣」を取り入れよう!

ここからは、「脳の健康」を保つのに効く、具体的な生活習慣を紹介していきます。

世の中には「○○を食べると脳にいい」「△△を続けると頭がよくなる」といった、まるで特効薬のような偏った情報が溢れています。しかし専門家から見ると、首を傾げたくなるものが少なくありません。

本当に「脳にいい習慣」は、まっとうなことばかりに感じられるかもしれませんが、効果は抜群です。習慣の力を信じて、取り入れやすいものから試してみてください。

生活習慣 1

全身運動を、楽しみながら続ける

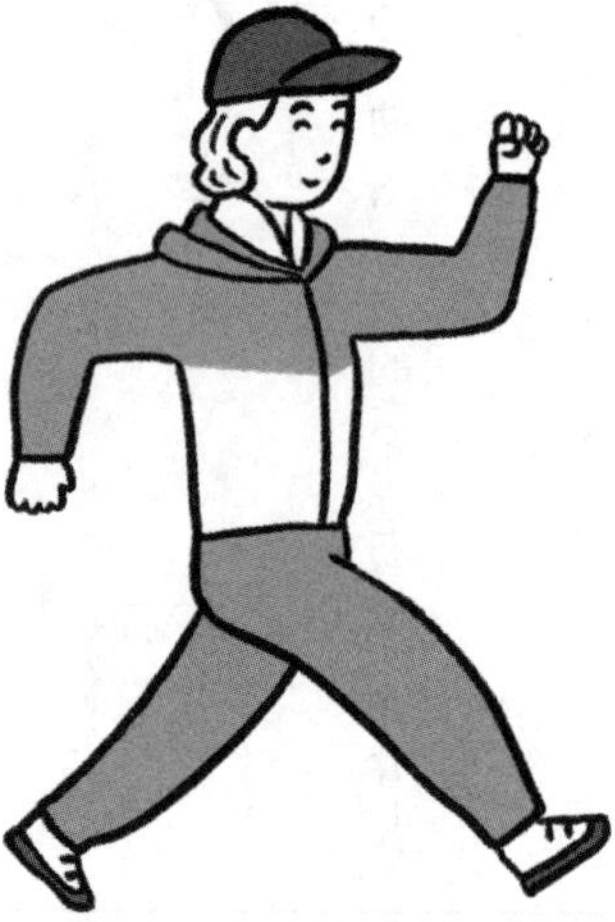

「健康のためには運動が一番」、とは誰もが思っていることでしょう。

これは間違いありません。とはいえ、単に身体を動かせばいいというものではありません。

例えば、ふだんまったく運動しないのに、急に長距離を全力で走ったり、フットサルで激しくプレーしたりすることは、脳の健康にとってもあまりプラスにはなりません。むしろマイナスのほうが大きいのです。

そもそも激しい運動は、体内に活性酸素を発生させ、組織を傷つけます。ふだんから過酷なトレーニングを課している人が、意外と若々しく見えないことがあります。その原因は、長く日光の紫外線を浴びることで皮膚を損傷するとともに、活性酸素が発生しているためです。

まして、ふだん運動しない人が急に思い立って激しく動くと、身体への負担はより大きくなります。中には「一度激しく動いておけば、当面動かなくていい」

と考えている方もいますが、それは正しくありません。〝寝だめ〟が効かないのと同様、〝運動だめ〟の効果も決して大きくないと考えられています。

健康にいい運動をするコツは、比較的軽めに、その代わり継続的に行うことです。心肺機能や関節などに問題がないことが前提ですが、例えば**晴天の日だけ少し息が弾むぐらいの早歩きで散歩するだけでも十分**です。

これなら、無理をしなくても続けられるのではないでしょうか？

あるいは仕事等で忙しいなら、週末だけ軽くジョギングしてみるとか、通勤電車のひと駅分を歩いてみるとか、なるべく早歩きをするとか、エレベーターやエスカレーターを使わずに階段を上るといった感じでもいいと思います。日常の中でも、機会を見つけて小さな運動を取り入れることはできるはずです。

ちなみに私も、朝の出勤時は研究棟の四階にある研究室まで、エレベーターを使わずに階段を一段飛ばしで駆け上がることを習慣にしています。血流を上げて身体とともに脳を目覚めさせるためです。ほんのわずかな運動ですが、一日のウォーミングアップとしてはこれで十分でしょう。

近距離でもクルマを使う人は気をつけて

一般に、「一日三十分は運動したほうがいい」とよく言われています。

この「三十分」に医学的根拠がないこともありません（血中の脳由来神経栄養因子が出るにはこの程度の運動でもよいのです）。また、「この程度なら続けやすい」という意味でも、これは理にかなっていると思います。それも、連続で動く必要はなく、トータルで三十分運動すればいい、というのが通説です。

ただし、五分ずつ小刻みに動くよりは、それなりに長い時間を集中的に動いたほうが効果的です。

この点について、いささか心配なのは都会よりも地方で暮らしている方々です。

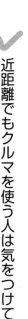

例えば東京で生活すると、電車や地下鉄網が発達している分、自宅から駅まで、駅から会社まで、よく歩くことになります。あるいは近くのコンビニにも、歩いて行くのがふつうでしょう。

ところが**地方の場合、圧倒的にクルマ社会なので、その分だけ歩く機会は少なくなります。**クルマを使うことにあまりにも慣れてしまっているため、自宅からほんの一〇〇メートル先のコンビニにさえクルマで行こうとする、そういう生活をしている方も珍しくないようです。

たしかに便利ではありますが、これが「健康にいい」とは言えません。できるだけクルマ依存を避け、歩ける距離は歩くという心がけも重要だと思います。

健康にいい運動、三つのポイント

ひと口に運動と言っても、いろいろな種類があります。どうせなら、より効率的な運動をして成果を出したいところでしょう。そんなニーズに応《こた》えるように、世の中には例えば「指先を鍛えると頭がよくなる」とか「下半身のトレーニングがダイエットに効く」とか、諸説が流布《るふ》しているようです。

ただ正直なところ、医学的にはまだわからない部分が多く、統一的な見解はありません。**少なくとも、どの部位を鍛えればどうなるというほど、身体は単純にできていない**と思います。

それよりも**決定的な差異を生むのは、やはり「運動するか、しないか」ということです。どんな運動であろうと、しないよりはよほどいい。**その一歩を踏み出すかどうかが、何よりも重要なのです。

そのうえで、強《し》いて「いい運動」を挙げるなら、大きく三つあります。

一つ目は、早歩き、軽いジョギングや水泳のような全身運動。これは脳の血流も上げるし、海馬の神経細胞の新生を助けるとも言われています。もっとも、たいていの運動は全身を使うので、身も蓋もない言い方をすれば「何でもいい」のです。

二つ目は、球技や団体スポーツ。単に身体を動かすだけではなく、戦略等で頭を使うため、脳に悪いはずがありません。それに仲間内でのコミュニケーションも必要になるので、刺激にもモチベーションにもなるでしょう。

三つ目は、二つ目とも関連しますが、楽しみながらやること。「健康のため」という強迫観念に駆られて無理やり運動しても、ケガのもとになるし、だいたい長続きしません。言い換えるなら、軽い気持ちや遊び感覚で続けられる運動を見つけてみるといいと思います。

生活習慣 2

いろいろな食品を、バランスよく食べる

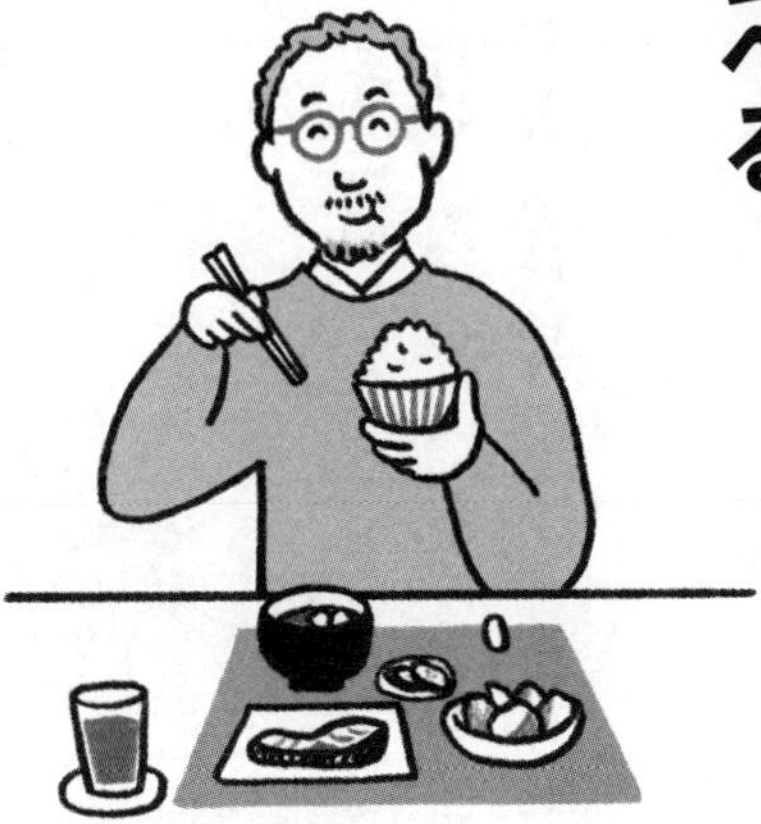

「○○を食べると健康にいい」「○○を飲むと頭がよくなる」といった食品が、しばしばテレビ等で紹介されます。昔ながらの食材のこともあるし、海外から入ってきた目新しい野菜や果物等のこともある。あるいは、いわゆる「健康食品」も無数に存在します。

いずれも、健康に悪いことはないでしょう。食卓に付け加えるくらいであれば、いいと思います。しかし**根本的に、特定の食品だけで「脳にいい」「頭がよくなる」ということはあり得ません。食事の栄養素と脳の働きの関係は、トータルで見ればけっして大きくない**のです。

食べたものは小腸で分解・吸収されますが、そこには腸内細菌叢《そう》が大きくかかわっていて、むしろ最近は、**バランスのよい品物の多い食事をすることこそが重要**ということがわかっています。そのため、特定の栄養素ばかり食べればいいということではありません。

それよりも**問題なのは、こういう情報に振り回されて、食生活が偏ってしまうこと**です。極端な例では、その食品だけで一食を済ませたり、あるいは「これを食べて（飲んで）いるから不摂生な生活をしても大丈夫」などと過信する場合もある。どんな食品であれ、特定のものばかり食べ続けることは、脳というより身体によくありません。

偏食は、いくつかの病気のリスクを上げる可能性があると言われています。特に糖尿病など動脈硬化性の病気を発症すると、それが脳にも悪い方向に働き、認知症のリスクを上げることになります。

当たり前の話ですが、**食事で重要なのは一にも二にもバランス**です。あまり神経質に考える必要はありませんが、**いろいろな食品をまんべんなく食べる**ことを心がけたほうがいいでしょう。あるいは夜食を控えるとか、三食とも抜かずに食べるとか、ドカ食いをしないといった**常識的なルールも尊重したほうがいい**と思います。

過度な「糖質ダイエット」は、むしろ危険

例えば「糖質ダイエット」の是非についても、いろいろ取り沙汰されています。たしかに食事から糖質を少し減らすくらいなら、ダイエットにも健康にもいいでしょう。しかし、一般に流布する「糖質ダイエット」には、米もパンもいっさい食べないといった極端な方法もあります。

これは明らかに、健康に悪いと考えられています。糖分は身体のエネルギー源です。それが不足すると、身体に過度な負担をかけるため、平均寿命を短くするとさえ言われています。

かといって、もちろん糖分の摂りすぎもよくありません。例えば脳を動かすためには、ブドウ糖が必須です。ではブドウ糖だけ摂ればいいかというと、けっしてそうではない。エネルギー源としてはプラスですが、血糖値を高くするという

マイナスの作用もあるからです。

よく知られているとおり、糖分を多く摂ると糖尿病のリスクが高まると言われています。それは、糖を分解するインシュリンを出している膵臓《すいぞう》に負担がかかるからです。しかし、糖分が身体に与える影響はそれだけではありません。血糖値が高くなると血管の内側の細胞を壊し、血管の老化を一気に進めてしまうのです。

その結果、糖尿病性網膜症《もうまくしょう》という失明をともなう合併症を引き起こしたり、抹《まっ》梢《しょう》の血管を壊死《えし》させたりしかねないのです。これらはまた、認知症のリスクも高めると言われています。つまり糖分は、摂らないのも身体に悪いのですが、摂りすぎも悪いわけです。

食の情報に左右されやすい今だからこそ、声を大にして訴えたいのですが、**結局のところ、糖分を含め、食事で重要なのはバランスなのです。**

どの食品がよい悪いという話ではなく、いろいろな食材を適度に食べること。

もちろん過食も少食もよくありません。

主食はお米を選んだほうがベター

とはいえ、仕事の都合などで外食が多い方の場合、どうしても食事は偏りがちになります。「いつもバランスを考えた食事などできない」という方もいるでしょう。

外食はカロリーも糖分も高くなりがちです。これは仕方がありません。むしろ、「○キロカロリー以下に抑える」とか「米もパンも控える」などと神経質になると、せっかくの食事が美味しくなくなります。

デザートにケーキや果物も食べたいでしょう。甘い清涼飲料水を飲みたくなるときもあるでしょう。あまりストイックに構える必要はないと思います。

ただし、繰り返しになりますが、極端なのはよくありません。連日のように脂っこいものばかり食べたり、大量の砂糖が使われている菓子パンやジュースを好んで食べたり飲んだりするのは、さすがにちょっと控えるべきでしょう。

特に、**糖分の多い食事で血糖値が一気に上がる生活が続けば、それだけで血管内の細胞がどんどん壊されていきます。**主食として菓子パンを食べるくらいなら、**血糖値の上がり方が比較的穏やかなご飯（お米）を選んだほうがいい**と思います。

ついでに言えば、食後にある程度お腹が落ち着いたら、軽く運動することをおすすめします。血糖値を下げる、つまり糖尿病のリスクを下げる効果があるからです。

お店から職場まで早歩きで戻るとか、少し散歩するとか、エレベーターを使わずに階段を上るという程度でもいいでしょう。些《さ》細《さい》なことですが、こういう地道な工夫が大事なのです。

いささか余談ながら、実は食事について、もっと気をつけるべきは大人よりも子どもです。「糖質ダイエット」は論外ですが、とにかく食べればいいというものでもありません。例えば毎朝、主食に菓子パンというような食生活は、やはり避けるべきでしょう。

脳の血流は、使う部分を高速道路のように太くして、使わない部分をどんどん壊していく性質があります。まして子どもの場合、思春期のころまで、その血流量は大人の二倍近くもあります。それにより脳をダイナミックに形成しているわけです。

当然、その過程ではエネルギーとして大量のブドウ糖を使います。ところが、肝心のエネルギー源が菓子パンのように血糖値を一気に上げて下げるものだと、効率が悪いのです。

あるいは、「ジャンクフード」と呼ばれる食品ばかり与えるのも同様に問題です。子どものころから偏食させたり、肥満にさせたりしてはいけない。これらは糖分の問題というより、海馬の萎縮につながると考えられています。

やはり大人と同様、**子どもの食事もご飯を中心にしたほうがいい。**親はどれはど忙しくても、それくらいのケアを欠いてはいけないと思います。

過度の食事制限はストレスのもと

食事について、極端に走ることがどれほどよくないかという例を、一つご紹介したいと思います。

定年退職後、糖尿病と診断された方がいます。「これではいけない」とばかり、一念発起してその後の食事からいっさいの糖分を断ってしまったそうです。

その甲斐あって、糖尿病はかなり改善したとのこと。ところが、それに反比例するように、常にイライラして落ち着かなくなったそうです。ご家族によれば、「性格が変わってしまった」と思えるほど。これはご本人にとってもご家族にとっても辛いでしょう。

この原因は、おそらくストレスだと思います。あまりストイックなルールで自分を縛ると、どこかに〝はけ口〟を見つけたくなるものです。健康に徹底的に気をつけることが、かえって不健康な日々をもたらしてしまうわけです。

逆に、暴飲暴食に走る方もいます。身体に悪いことはわかっているのに、むしろそれが快感になってしまうのでしょう。これも、根本にあるのはストレスだと思います。あるいは、極端に散財する〝買い物依存〟やドラッグに走るのも同様です。ストレスが大きくなるほど、そこから逃《のが》れようとして、より大きな快楽を求めるのです。

快楽は人間の本能が求めるものなので、そう簡単には消えません。そこで重要なのが、**日常のストレスをいかに軽減するか**ということです。

これについては、それぞれにいろいろ工夫されていることと思いますが、**基本は建設的で明るいほうに意識を向けること**です。

後でも述べますが、例えば没頭できるような趣味を持つのもいいでしょう。仲間内でお酒を飲みながら語らうのもいいでしょう。私自身は飲まないので、お酒のよし悪しはよくわからないのですが、やはりコミュニケーションはストレス軽減の原動力になり得ます。

もちろん、悪酔いして周囲に当たり散らすようでは逆効果。自己嫌悪に陥って、余計にストレスを増やすだけです。多少ネガティブな話も笑い飛ばせるような、明るい酒席にすることがポイントです。

ときにはラーメンもスイーツも楽しもう

とはいうものの、ストレスはけっしてゼロにはなりません。どうしてもイライラが収まらなかったり、気分が塞いだりすることもあるでしょう。

そんなとき、コンビニのスイーツを買いまくったり、夜中にラーメンを食べたり、お酒をたくさん飲んだり等々、暴飲暴食に走って一瞬だけスッキリすることもあると思います。

これも、「絶対にダメ」というわけではありません。たまにこういうことをして発散できるなら、すんなり容認したほうがいい。むしろ罪悪感を覚えたり、「自分はダメな人間だ」と自己嫌悪に陥ったりするほうが、よほどストレスを膨らませることになります。

脳は、たまたま夜中にラーメンを食べたからといって、急に悪影響が出るほど軟弱ではありません。

脳を含めて人間の身体には、「ホメオスタシス（恒常性）」という性質があります。多少のダメージなら、ある程度リカバーできるのです。

しかし、それが習慣化すると、リカバーが追いつかなくなって少しずつ脳を変えてしまうのです。だから肝心なのは、**悪い食生活を習慣化しないこと。**逆に**よい食生活は習慣化させること。**この一点さえ守っていれば、あまり神経質に考える必要はないのです。

これは、食生活にかぎった話ではありません。

生活全般において、「絶対に○○してはいけない」ということは、あまり考えないほうがいい。「ダメ」と言われればやりたくなるのが人間であり、そのたびに落ち込むことになるからです。

そういう余計な〝気苦労〟は、まったく必要ありません。**自分自身に対しても、寛容の精神を持つ**ことが重要だと思います。

生活習慣 3

六時間半眠れば十分、「朝型生活」がおすすめ

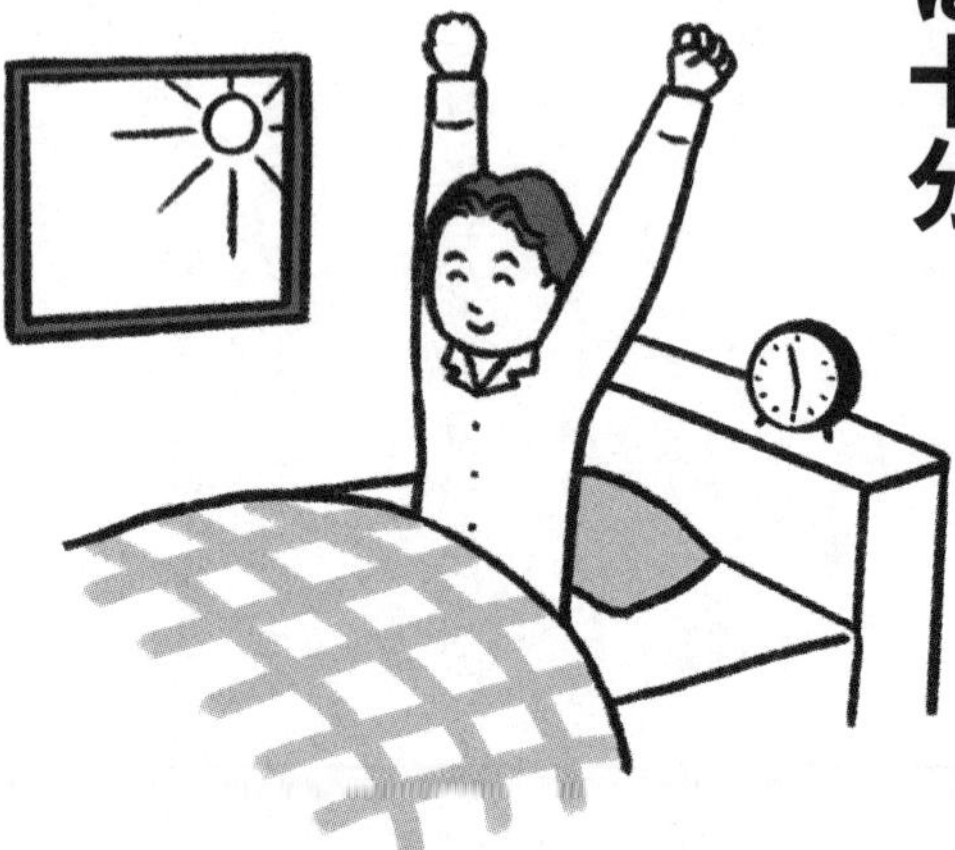

睡眠が重要であることは、誰もが認識しているでしょう。ただ、夜中までの残業や、深夜のスマホ、テレビ観賞などで、寝る時間が削られてしまいがちなのも事実です。

脳の状態を良好に保つためには、やはり睡眠は不可欠です。例えば徹夜で何かをしたり、慢性的に睡眠時間が少なかったりという状態は当然ながらよくありません。疲れが取れないし、昼間に眠くなることもある。しかしそれだけではなく、**睡眠は認知症予防にも欠かせない**のです。

人間の身体にたんぱく質が重要な役割を果たしていることは、周知のとおりです。ところが、しばしば「アミロイドβたんぱく」というたんぱく質に変容して役割を果たさなくなり、逆に脳に〝ゴミ〟として溜まることがあります。それが脳の中で炎症を起こし、神経細胞が脱落してしまう状態が認知症です。なぜアミロイドβたんぱくが溜まるのかは、まだよくわかっていません。今のところは、遺伝的な要因や、生活習慣や、動脈硬化性の疾患などが影響するとも言われています。

しかしいずれにせよ、**睡眠を十分にとることで、このゴミを脳内から洗い流せる**ことがわかっています。例えば糖尿病にかかってアミロイドβたんぱくが溜まりやすくなったとしても、しっかり睡眠をとることで、ある程度進行を食い止めることは可能なのです。

ところが睡眠不足では、その機能が不十分になります。脳の健康を維持するためにも、睡眠は欠かせないわけです。

もっとも、**最近の研究によれば、大人ならだいたい六時間半も眠れば十分**だそうです。どれほど忙しい人でも、これくらいなら確保できるでしょう。

むしろ、問題は、「寝なければ」と自分を追い込むことです。眠くないのに布団に入り、眠ろうと思うほどに緊張して目が冴えてくる、という経験は誰にでもあると思います。これでは、かえってストレスを溜めるだけです。

眠れないなら眠れないままでけっこう。仕方ないと開き直ることが重要です。**横になるだけでもかなり休息になる**からです。それに、ずっと目が覚めているように感じていても、実は眠ったり起きたりを繰り返していて、トータルではけっこう眠っていることがあるのです。

ただし、よく眠るためには多少の努力も必要でしょう。その方法はいくつかあります。まずは昼間の覚醒度を上げること。また生活リズムを整えること。不規則な生活では睡眠も安定しません。それから日中に軽い運動をすること。運動は前述のとおり脳を活性化するので、一石二鳥です。

昼寝はせいぜい十五分で

睡眠と言えば、昼食後の睡魔はなかなか辛いものです。

「我慢して起きているくらいなら、いっそ寝てしまったほうがいい」という意見もよく聞きます。たしかに夜まで仕事が続くなら、そのほうが合理的でしょう。少しでも寝れば、集中力がまるで違ってきます。このあたりのことは、学生時代の授業中に経験された方も多いと思います。

ただし、そこで寝すぎると夜の睡眠の質が下がります。**昼寝はごく軽く、せいぜい十五分くらいに留《とど》めたほうがいい**です。それには、横になるより椅子に座ったままうとうとするとか、部屋をあまり暗くしないといった工夫をしたほうがいいと思います。また、夕方四時以降の〝昼寝〟は避けるべきでしょう。

また一部には、「深く眠れれば、睡眠時間は短くてもいい」という意見もあるようです。しかし立証されているわけではないし、自分で深さをコントロールできるわけでもありません。やはり一般には、時間を目安にしたほうがいいでしょう。

朝型生活にすると、仕事が格段にはかどる

生活のリズムは人それぞれで、朝が得意という方もいれば、夜のほうが能率が上がるという方もいます。脳にとってどちらがいいとは、いちがいには言えません。客観的なデータも、今のところは存在しないと思います。

しかし**私個人の主観としては、圧倒的に朝型をおすすめしたい**のです。

最近は四時半に起床し、六時半には研究室に来ています。もともと朝型ではなく、准教授のころまではふつうに八時半ごろに出勤していたのですが、教授になった四年ほど前から今のスタイルに変えたのです。その結果、仕事の効率は格段に上がりました。

それまで**昼や夕方にやって二〜三時間かかっていた作業が、早朝なら三十分で**

できてしまう。疲れていないから集中力が保たれるし、まだ誰も出勤していないので他の用事も入らないからです。

そのため、**最近は重要な仕事ほど、この六時半から八時半の二時間のうちに終わらせるようにしています。**今後の研究の方向性を決めたり、その段取りを考えたりといったクリエイティブなことは、すべてこの時間で処理する。あるいはメールにしても、一日で二〇〇通前後はふつうに来ますが、返信が必要なものは一通につき一分程度で処理するのが朝の日課となっています。

そして**八時半以降、皆が出勤してくるころには、すでに一日の四分の三ぐらいの仕事が終わっている感覚**になります。仕事量は膨大ですが、この濃密な二時間のおかげで効率的に処理できているわけです。

ついでに言えば、早朝は出勤も楽です。私はクルマで通勤していますが、仙台市内も朝のラッシュアワーはかなり渋滞します。空いていれば十分で着く距離に四十分以上かかったりすることもあるほどです。

しかし、**早朝なら空いています。**前後に一台も走っていないこともザラです。ほんの二時間ほど前にズラすだけで、運転のストレスには雲泥の差があるわけです。

おそらくこれは、電車通勤でも同じでしょう。首都圏などのＪＲや私鉄各線は、ラッシュアワーの混雑緩和のために、かねてより「時差通勤」を呼びかけていますが、出勤を遅らせるのも一つの手ですが、いっそ早めると比較的楽に出勤できるうえ、仕事への姿勢も変わってくるかもしれません。

こういう早朝の価値に気づいているのは、私だけではないでしょう。

私はいろいろな企業のトップの方にときどきお会いする機会にめぐまれますが、やはり朝型の生活をされている方が少なくありません。忙しい方ほど、朝の時間帯の価値に気づいているのではないでしょうか。

生活習慣 4

何歳になっても、身なりに気を配る

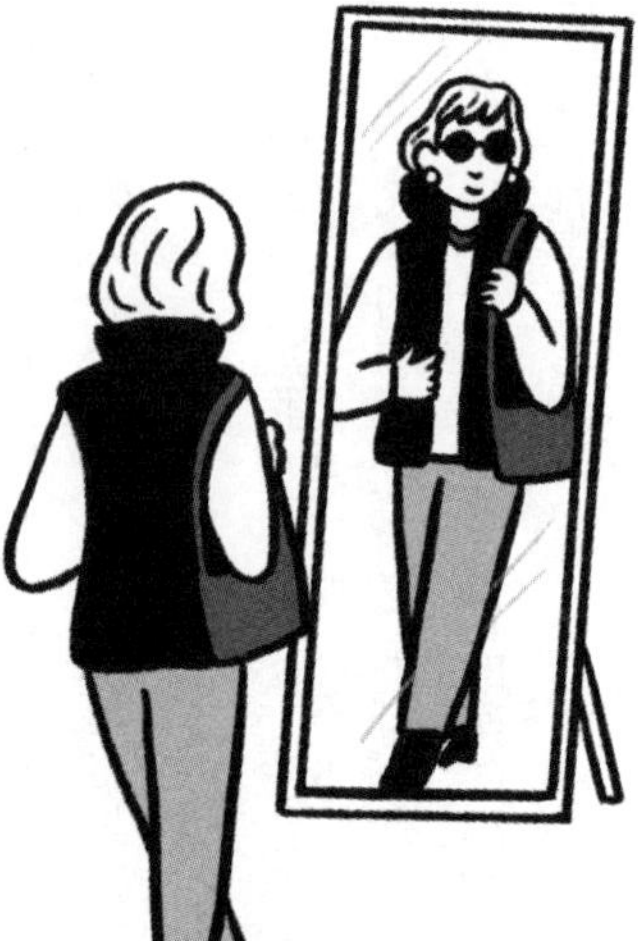

「人は見かけによらない」と言いますが、**脳との相関で言えば、「見かけどおり」ということがよくあります。**

例えば、かつて高齢者を対象にした研究をしていたとき、**高齢でもパリッとした身なりの方の脳の画像は、概して若々しかった**覚えがあります。

必ずしも高価なものを身に着けているわけではありません。しかし服にしても靴にしても、あるいは髪型やヒゲなどにしても、**少しずつ行き届いているという印象**です。当然、そういう方は**受け答えもしっかりしていました。**

おそらくこれは、偶然ではありません。おしゃれに興味があるかどうかという問題ではなく、**「身なり」とは社会性を象徴するもの**だからです。人に会う以上、相手に不愉快な思いをさせないとか、見すぼらしいと思われたくない、少しでもよく見せたいという感覚を持っているかどうかが重要なのです。

もちろん、高齢になってから急に身なりに目覚めたというわけでもないでしょう。きっと若いうちからいろいろな人に接し、その過程で「自分をどう見せるか」という意識を養ってきたのだと思います。

これは脳にとって、きわめて重要です。**どんな形であれ、社会とかかわりを持ち続けることは、認知症予防の大きな力になる**からです。

身なりに自信を持てれば、それが人に会うモチベーションになる。人と会って話せば、必然的に頭を使う。常に「相手は何を考えている?」「こういう話をすると喜ばれるかな」「これを言ったら怒られるかな」ということを考えながら会話のキャッチボールをするのもいいでしょう。

つまりコミュニケーションが増えれば、脳への刺激も増えて体積の維持につながるわけです。

社会性を保つために、身なりを気にしよう

この点において得意なのは、主に女性でしょう。

年齢にかかわらず、ファッションや化粧に興味を持っている方が多いと思います。だから病院に来られる際も、たいていきちんとした身なりをされている。どんなにお年を召されても、「自分をきれいに見せたい」という願望を持っておられるのでしょう。

あるいは病院にかぎらず、それなりに着飾って友人どうしで集まっては、延々とおしゃべりを続けるという方も少なくありません。それを迷惑に感じている男性もいるかもしれませんが、少なくとも脳にとっては、たいへんいいことなのです。

逆に心配なのは、男性のほうです。

街中でも、例えばヨレヨレの格好をした中高年サラリーマンの方をよく見かけます。社会とかかわっているはずなのに、その意識が希薄になっているとすれば、いささかもったいない気がします。

あるいは現役時代は相応に気を使っていたのに、定年退職を迎えたとたん、すっかり無頓着になってしまう方もいる。そうすると自宅にいる時間が長くなり、人と会わなくなり、ますます無頓着になるというスパイラルに陥ります。これは女性のケースの裏返しで、よくない兆候と言えるでしょう。

だから、たとえ退職等によって社会とのかかわりが薄くなったとしても、意識して身なりには気を配ったほうがいいと思います。**「人に会うから身なりを整える」のではなく、「ちょっとおしゃれをしたいから人に会いに行く」というプロセスに変える**わけです。

別にセンスが悪くて笑われても、気にする必要はありません。それもまた刺激になるし、**何より「自分をよく見せよう」「どうすれば相手に一目置いてもらえるか」と自分なりに考えることが重要**なのです。

最近は、人とあまりかかわりたくないという方も少なくありません。

一人で悠々自適に暮らしたいということかもしれませんが、脳にとってはプラスにならないと思います。一人でいろいろやるのはいいとしても、〝着の身着のまま〟な生活にならないよう、**周りに家族でも親戚でも友人でも、誰かがいる環境に身を置くことが大事です。**

生活習慣 5

仕事以外の「逃げ道」をつくっておく

中高年男性の中には、「仕事一筋」という方が少なくありません。家庭のことは奥さんに任せ、特に趣味も持たず、遊びにも行かず、朝から晩までひたすら働き続ける……。そんなイメージです。

もちろん、「仕事が楽しくて仕方がない」「やりがいがあって、日々充実している」という方もいるでしょう。それも悪くはないのですが、脳の健康という意味では、いささか危険でもあります。

まして「他にやることがないから」とか、「生活のために仕方なく」という理由で「仕事一筋」になっているとすれば、もっと気をつけたほうがいいでしょう。

いずれにせよ、生活に精神的な余裕を持たないことは、さまざまな弊害をもたらします。**「この道しかない」「他に行き場はない」と思い込んでしまうことが、自身に多大なストレスを与えてしまう**のです。

よく指摘されるように、日本では年間、二万人以上の方が自ら命を絶っています。その理由はさまざまでしょうが、精神的に追い込まれ、場合によっては「うつを発症して」というケースも少なくありません。

私たちはなんとなく、「逃げてはダメ」「周囲に迷惑をかけてはいけない」「責任を放棄するな」と教えられてきました。そのせいか、大きなストレスを受けているにもかかわらず、「受けていない」または「受けてはいけない」と自分に言い聞かせ、ますますストレスを溜め込んでしまう方もいます。一見すると〝美徳〟のようですが、それによって自分自身が壊れてしまっては元も子もありません。

私はむしろ、**もっと積極的に逃げていい**と考えています。会いたくない人がいたら会わない。行きたくない場所には行かない。仕事が辛いなら、「いざとなったら辞めてもいい」と楽観的に捉えられるようにしておくことが大事なのです。

これは、今すぐ再就職先を探しておこうという話ではありません。**「この職場以外の道もある」と頭の片隅に入れて、自分を追い込まないようにする**というととです。あるいは仕事で落ち込んだとき、**気分を切り替えられるような趣味や楽しみを用意することも、「逃げ道」の一つです。**

いずれにせよ、逃げることに後ろめたさを感じる必要はないと思います。それによって**ストレスを減らし、心を平穏に保てれば、脳へのダメージも減らせます。**結果的に、仕事のパフォーマンスも上がるはずです。

"逃げ癖"をつくっておく

とはいえ、現実的にはなかなか逃げられないことも多いと思います。しかし、嫌な人との接触を最小限にするとか、どうしても仕事が辛いときにはいっそズル休みしてしまうとか、少なからず工夫はできるのではないでしょうか。

とりわけ気をつけるべきは、真面目な方です。もちろん、真面目さは人としての信頼性にもつながるので、けっして非難すべきものではありません。

しかし、真面目一本槍《やり》ではいささか危険です。**ときには逃げることも覚えたほうがいい。**それに「今日から不真面目になれ」と言ったところで、そう簡単になれるものでもないでしょう。

私自身もよくも悪くも几帳面な性格なので、なかなかいい加減にはできないことが多々あります。だからこそ、**ときどき「不真面目になれ」「逃げ道をつくれ」と自分に言い聞かせることが重要だ**と思っています。

もちろん、これは仕事や社会に対して無責任になってもいいという話ではありません。それぞれの役割を全うすることは、周囲に迷惑をかけないという意味でも必須でしょう。しかし、そういう環境でも、〝ガス抜き〟的に小さな逃げ道をつくることはできるはずです。

仮に十の仕事があったとしても、すべて全力で取り組まなければならないということはないと思います。**コアの二~三だけに集中し、残りの七~八は適当に手**

を抜くときがあってもいいことを覚えたほうがいいのです。周囲や外部の適任者にある程度任せるとか、たまには早い時間に退社して趣味の時間に充《あ》てるとか、工夫の余地はいろいろあると思います。

ポイントの一つは、これらを試して〝逃げ癖〟をつけること。真面目な方にとっては勇気が必要なことだと思いますが、ひとたび経験してみれば、だいたい感触がつかめます。

最初はかえってストレスに感じるかもしれませんが、要は慣れの問題でしょう。堂々と逃げて、心地よさを実感していただきたいと思います。「経験が人をつくる」とよく言いますが、それは〝逃げ〟についても当てはまるのです。

仕事以外でも打ち込めるものを

「仕事一筋」でもう一つ懸念すべきは、リタイア後のコミュニケーションがなくなることです。

先にも述べましたが、一般的に女性は共感性とコミュニケーション能力が高いため、近所づきあいも含めて孤独に陥ることはあまり多くないと言われています。仮に高齢になってご主人に先立たれたとしても、それで話し相手を失うリスクも小さい。むしろ以前より元気になる、といった話もよく聞きます。

ところが「仕事一筋」の男性は、定年を迎えると憔悴《しょうすい》してしまいがちです。まして奥さんに先立たれたりすると、やることも話し相手も失い、滅多に外出もしないようになり、ガクッと気力を落としてしまう。これでは、脳は萎縮するばかりです。

仕事でがんばること自体は、たいへん立派なことだと思います。しかし、仕事以外でもがんばれる対象を持っていたほうがいい。持っていないのなら、なるべく若いうちから社会への視野を広げ、見つける努力をしたほうがいいでしょう。

「仕事が忙しくて、他のことなどする余裕がない」という方もいると思います。本当にそうでしょうか。

私は職業柄、さまざまな大学の先生方や会社経営者の方とお会いする機会があります。いずれもお忙しい方ばかりですが、一方で本格的な趣味を持っていたり、芸術関係に造詣《ぞうけい》が深かったり、スポーツでも好成績を残していたりします。

私の印象では、**仕事が一流の人ほど、仕事以外の分野でも一流の時間の過ごし方をしている**気がします。

おそらくそれは、偶然ではありません。**仕事で重責を担っているからこそ、気分転換とストレス発散が必要で、別の分野にも真剣にのめり込む。それによってバランスを取っているから、両方とも一流の結果を残せる**のではないでしょうか。

例えばｉＰＳ細胞研究の先駆者である京都大学の山中伸弥教授が、マラソンを趣味とされていることは有名でしょう。それも、アマチュアとしてはかなり高い

記録を残されているそうです。日々、仕事でお忙しい最中にも、時間を見つけて
はトレーニングされている成果だと思います。

出世した人のほうが、ストレスは少ない

仕事といえば最近、若い人を中心に、出世を望まない人が増えているようです。重い責任を負いたくない、人に指示するより指示されるほうが楽、管理する側より現場にいたい、といった声をよく聞きます。

しかし、**脳の健康を保つという意味では、むしろ出世したほうがメリットは大きいという見方ができるかもしれません。**

誤解を与えたくはないのですが、**人の上に立つことにより、コントロール・アビリティ（制御性）が高くなる、つまり自分の判断で動く自由を持ちやすくなる**

からです。

組織内での地位が低いと、常に上から指示を受けることになります。自身の裁量もゼロではないでしょうが、組織としての都合が優先されるはずです。その分、かえって仕事に翻弄《ほんろう》されたり、プレッシャーを感じたりすることも多いと思います。嫌な仕事、不得意な仕事を無理やりやらされることもあるでしょう。

しかし地位が高くなると、どの仕事をどういう段取りでやるか、どの部分を誰に任せるか、そもそもその仕事をやるべきか否か、**自分で判断できるようになります。**

それに、**時間の使い方の自由度も高くなります。**

例えば会議の日時を決めるにしても、より地位の高い人の都合に合わせるのが一般的でしょう。責任も増しますが、その分、さまざまなことを自分でコントロールできるようになるわけです。

もちろん、地位が高くなければいけないと言っているわけではありません。要は、**「自分の判断で動きやすい」立ち位置を確保する**ということです。

私自身、大学の一員としてあらゆるポジションを経験してきました。現在は重い責任を負っており、仕事量も以前より一〇倍ほど増えていますが、ストレスという面ではずっと減っている気がします。それは**仕事面でもプライベートでも、結果的に自分のやりたいことができる環境**だからだと思います。

一部には、せっかく入った大企業を早々に退職して、独立・起業を目指す人もいます。理由はそれぞれでしょうが、脳科学の観点から見れば、これもある意味で合理的な行動だと思います。

大きな組織に入れば、とりあえず生活は安定するでしょう。しかし大きなピラミッドの下のほうにずっと居続けたとしたら、相応にストレスも大きくなると思います。一方、独立すれば、生活は不安定になるかもしれませんが、必然的にコントロール・アビリティは一気に高くなります。

これは個人の選択の問題で、どちらがいいとは言えないのですが、後者のほうがストレスを感じない人も少なくないと思います。

いずれにせよ、**いかにコントロール・アビリティを高めるかという視点**で生活を見直してみることは、きわめて重要です。

できれば仕事で、それが難しいなら仕事以外の時間を充実させることでかなえられれば、その分だけストレスも減るはずです。

いささか余談ながら、これは子どもにとっての教育がいかに重要かという話でもあります。子どもが将来、幸せになる条件の一つは、自分が就《つ》きたいと思う職業に就くことでしょう。教育は、その選択の幅を広げるうえで欠かせません。「世の中にはこういう職業がある」と広く知ることや、知的好奇心の芽を育てることも含めて、教育の役割はきわめて大きいのです。

実際、現実的な言い方をするなら一生懸命勉強すれば、弁護士や医者のような「士業」でも、興味のある業界のリーディングカンパニーでも、あるいは国家官僚でも、好きな道を選びやすくなります。またそういう目標が定まれば、親がいちいち「勉強しろ」と言わなくても、勝手に勉強する子どもになるのではないでしょうか。

少なくとも医学部に集まってくる学生たちには、そういう子ども時代を過ごしてきた人が多い印象があります。

生活習慣 6

叱るよりも、褒めて人を伸ばす

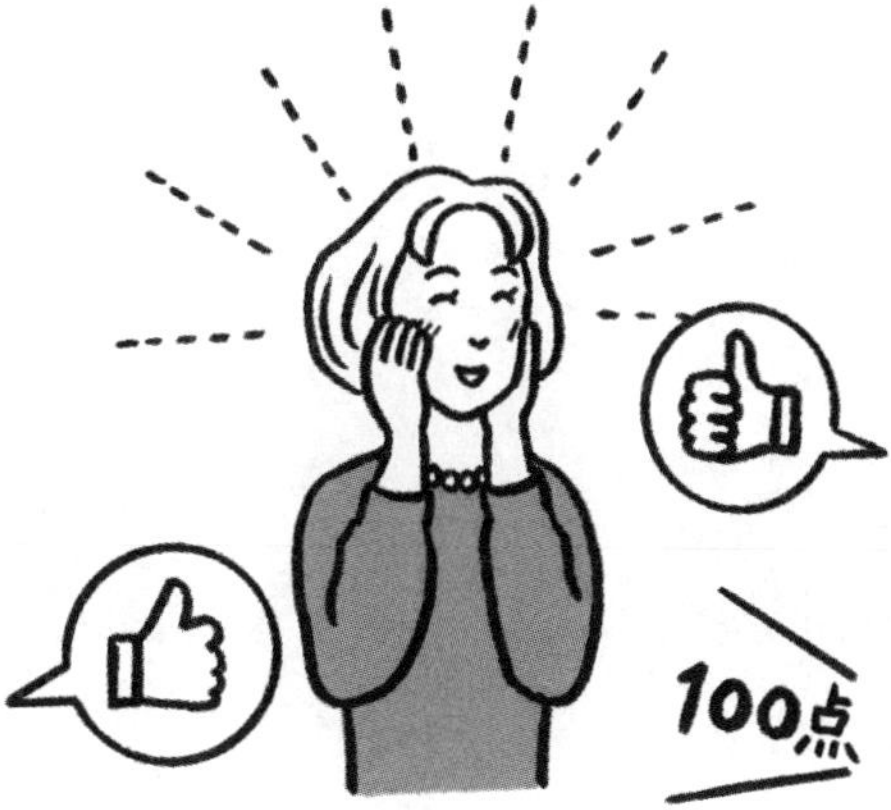

立場上、私には大勢の部下や教え子がいますが、これまで声を荒らげて叱ったことは一度もありません。優秀な人材に恵まれたためでもありますが、たまにミスがあったとしても、せいぜい軽く注意するくらいです。今後も、この姿勢は変わらないでしょう。

無理に感情を抑制しているわけではありません。根本にあるのは、人をリスペクトする気持ちです。相手が部下であれ学生であれ、必ずいいところがあります。常にその部分を見つけて学ぼうという姿勢を心がけているため、「怒る」「叱る」という気持ちにそもそもならないのです。

ちなみに「大学医学部の教授」と言えば、山崎豊子さんの小説『白い巨塔』が有名でしょう。出世欲・権力欲が旺盛で、組織の頂点に立つためにドロドロの闘争を繰り広げる。そんなイメージがあるかもしれません。

しかし私自身は、まったく逆です。部下を含め、自分より優秀な人材がたくさんいるので、もっと努力して早く追い抜いてほしいというのが正直なところです。それをサポートするのが私の役割であるとさえ思っています。

私がそう思うようになったのは、まだ学生のころ、当時からいろいろお世話になっている企業経営者の方から、「**下の人間を抑え込むことは簡単だが、自分を追い抜かしてもらいたいと考えることは難しい。しかし組織のトップとして心がけるべきは後者だ**」という話を伺ってからです。どんな立場であれ、常に謙虚に人を立てる姿勢がなければ、人からの信頼も得られないということでしょう。

だから、**「怒る」「叱る」の代わりに徹底しているのが「褒める」こと。**

これは上に立つ者として非常に大事だと肝《きも》に銘《めい》じています。人は、叱られるより褒められるほうが伸びるのです。褒められて嫌な思いをする人はいません。

ただし、重要なのは褒めるタイミングです。何も努力していないのに褒めても、伸びません。がんばって自分のポテンシャルを引き出し、何らかの成果を出したときこそたっぷり褒めればいいのです。

例えば英語があまり得意ではない社会人が英会話の勉強をするとき、ＢＢＣやＣＮＮなどをいくら見ても、聞き取れなければ意味がありません。かといって小学生や中学生向けのテキストを開いて満足していてもダメ。ぎりぎりで聞き取れるくらいの、やや高いレベルの教材を使うのが上達のコツです。

そこで問題は、本人がそういうチャレンジをするか否か。そのモチベーションとなるのが、周囲にいる人の「褒め」です。ただし、できて当たり前のことをしたときに褒めても、あまり本人の励みにはなりません。むしろ「この程度でいいのか」と慢心を生む可能性すらあります。

そうではなく、**今まではできなかったちょっと難しいことにチャレンジしてクリアしたときにこそ、おおいに褒めることが重要なのです。**達成感に加えて褒められる快感が加われば、本人は「もっとがんばろう」という気になるでしょう。

褒められた脳は大きく育つ

もちろん、褒められることは、脳にもいい作用をもたらします。

私たちの研究によれば、**親から多く褒められて育った子どもほど、いくつかの脳の領域の体積が大きい**ことがわかっています。逆にひどく叱られたり、罵声を浴びせられ続けたりした子どもの脳は萎縮する。こういう歴然とした差が生じるわけです。

要するに、大事に育てられた子どもほど脳の活動が豊かになり、また周囲の人を大事にするようになるのです。大事にされ、励まされ、褒められる心地よさを知っているから、自らもそれを周囲に提供して、良好な関係を築こうとする。逆もまた真なり、ということです。

私たちがどちらを目指すべきかは、明らかでしょう。

それに、誰でも人から褒められるのは嬉しいですが、実は**人を褒めることにも大きなメリットがあります。**

そもそも**人を褒めることは、その相手をよく観察しなければできません。**それもアラ探しではなく、「どこかいい点はないか」「学ぶべき点はないか」という姿勢が前提になります。相手に対して好感を持たなければ、とてもそんな気になれないでしょう。

実際、どんな人でも宝物のような能力を持っています。勉強ができたり、スポーツが得意だったりという表面的なことだけではなく、考え方がユニークとか、美的センスがあるとか、性格が朗《ほが》らかとか、人それぞれに個性的でおもしろい。「褒めよう」という意思さえ持っていれば、褒めるべき点はいくつも見つかるはずです。

そうすると、そこには**豊かなコミュニケーションが生まれます。**好奇心も刺激されます。自分が相手を好意的に見ている以上、相手も自分を好意的に見てくれるでしょう。それが、脳に悪いはずがありません。

ついでに言えば、**ときには自分で自分を褒める瞬間があってもいい**でしょう。とかく日本人は、自己肯定感が低いと言われています。謙虚さは大事ですが、必要以上に卑下したり自信を喪失したりしていては、発想や行動が萎縮してしまいます。仕事のみならず、趣味や人間関係においても、自身の存在意義を見出すことが重要だと思います。

生活習慣 7

勝ち負けから離れて、「楽しい時間」を大切にする

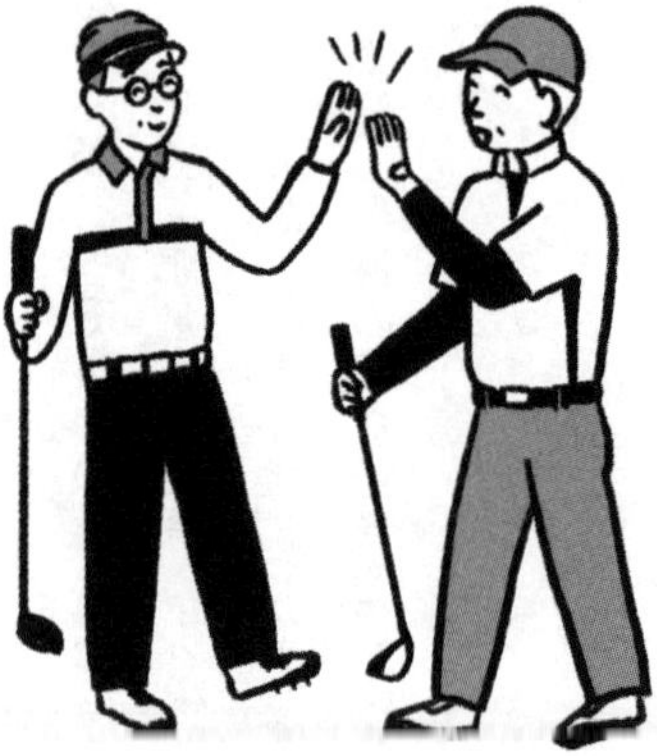

以前、「Happy People Live Longer（幸せな人は長生きする）」という論文が有名な科学雑誌に掲載され、たいへんな反響を呼んだことがあります。

これは、単に長寿の人に「あなたは幸せですか」と尋ねた研究ではありません。修道院で暮らす人々、つまり社会的ステータスも環境も同じような複数の人々に、二十歳の時点で「今、あなたは幸せですか」と尋ねて、その後、数十年にわたって追いかけた研究なのです。

その結果、**「幸せだ」と答えた人々のほうが、明らかにより長寿になる傾向**が見られました。

同じ環境にいる以上、「幸せ」と感じるか「不幸」と感じるかは、基本的に**本人の主観の問題**です。しかしそれこそが、寿命に大きな影響を及ぼしていたわけです。つまり**「主観的幸福度」というものが健康度を引き上げ、結果的に平均余命を上げる**というのが、この研究の結論です。

医学的に言うと「主観的幸福度」とは、ストレスレベルを下げるということです。それによって免疫系が賦活《ふかつ》化して、例えば動脈硬化などの病気を抑える方向に働くわけです。いかに「主観的幸福度」が大事か、よくわかると思います。

世間には、「ストレスは多少あったほうがいい」とする意見もあります。それが刺激になって人生が活性化するとか、経験が人を大きくする、といった類《たぐい》の話です。

しかし**根本的に、ストレスレベルはできるだけ低いほうがいい**のです。どんな生活をしてもストレスはゼロにはならないので、せめて下げるように心がけるべきでしょう。

では、「主観的幸福度」はどうやって決まるのでしょうか。

少なくともそれは、客観的にどれだけの財産があるかとか、どういう社会的地位にいるかという話ではありません。

どんな趣味を持ち、どんな人に囲まれているか、どれだけ「楽しい」と感じて

いるか、ということのほうが大事だと思います。

その点、概して日本人は、残念ながら「主観的幸福度」は低めかもしれません。さまざまな「幸福度」に関する国際的な調査を見ても、たいてい日本は低位にランキングされるのが定番です。これほどの先進国で、平均所得も高く、治安も良く、平均寿命も長いのに、なぜ幸福度だけが低いというミスマッチが生まれるのでしょうか。

その要因の一つは、やはり何でも他者と比較する傾向があるからかもしれません。客観的な評価を気にして、他者に嫉妬したり、コンプレックスを持ったりしてしまう。そういう感覚から一〇〇%脱却することは難しいですが、ならばもう一つ、主観的な評価基準も確立して対抗すればいいのではないでしょうか。

つまり、**自分自身が幸せだと思うことも大事にする**わけです。

世間のヒエラルキーの外側に自分の世界を持とう

概して、私たちは競争を好みます。

些細なことで周囲と自分を比べ、勝てば優越感に浸り、負ければ悔しい思いをする。それがモチベーションになる場合もありますが、不必要に人と対立したり、不愉快な思いをしたりといったことにもなりかねません。

それを避けるもっとも有効な方法は、別次元に行ってしまうことです。**同じ土俵に立たなければ、争いにはならない**わけです。

例えばクルマを運転していて、後続車から煽《あお》られたり、勢いよく追い抜かれてイラッときたりした経験は誰でも少なからずあると思います。しかし、世の中にはこういう無用な競争にけっして巻き込まれない車両というものが存在します。

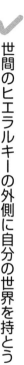

その最たるものが、パトカーでしょう。よほどの〝確信犯〟でもない限り、パトカーに挑むドライバーはいないと思います。あるいは消防車や救急車のような緊急車両、路線バス、除雪車や路面清掃車などの作業車も同様です。いずれも〝競争〟の対象としては最初から除外されるはずです。

あるいは、もし煽られることがあったとしても、これらの車両のドライバーがイラッとすることもないでしょう。むしろ、ドン・キホーテを見下ろす風車のような気分になるのではないでしょうか。

これらの車両に共通するのは、単に速く走ることではなく、それぞれ何か目的や使命を持っているということです。つまり、一般車両と同じ道路を走っていても、土俵がまったく違うわけです。

クルマにかぎった話ではありません。同じ土俵の上にいるから、つい競争心を煽られてしまう。そこから一歩外に出れば、人とぶつからずにすむのです。仕事にしても、前述のとおり、人と違うことをしていれば潰《つぶ》し合うような競争にはなりません。

あるいは趣味にしても、スポーツやゲームは別にして、そもそも人と競い合うものではありません。むしろ年齢や肩書とは関係なく、教え合ったり評価し合ったりするから楽しいのです。また、自分の好きな世界を、とことん大事にするというのもいいことだと思います。

そういう場を持つことで、仮に仕事上でヒエラルキーから逃れられないとしても、オンとオフの切り替えが可能になります。四六時中競争に晒《さら》されて、神経をすり減らす必要はないのです。

だいたい人間の対立の背景には、強いストレスがあります。自分が何かに抑圧されていると感じているから、逆に何かを抑圧したくなる。その連鎖が、社会に大きなストレスをもたらしている気がします。

例えば昔、病院の当直医を務めた際も、いわゆる「モンスターペイシェンツ」の方に、残念なことにときどき出会いました。どの社会にもいらっしゃるのでしょうが、自身の人生の息苦しさややり場のないイライラのはけ口を、立場的に弱い相手にぶつけてしまうのかもしれません。

しかし、それによって一瞬の〝快感〟を得たとしても、後には自己嫌悪しか残らないと思います。ならば、**そのスパイラルから抜ける方法**を考えたほうがよほど生産的でしょう。

繰り返しますが、生きている以上、すべてのストレスから解放されることはありません。しかし自分しだいで軽減することはできます。仕事でも趣味でも人間関係でも、そういう道を切り開いていただきたいと思います。

生活習慣 8

太陽の光を浴びて、うつを予防する

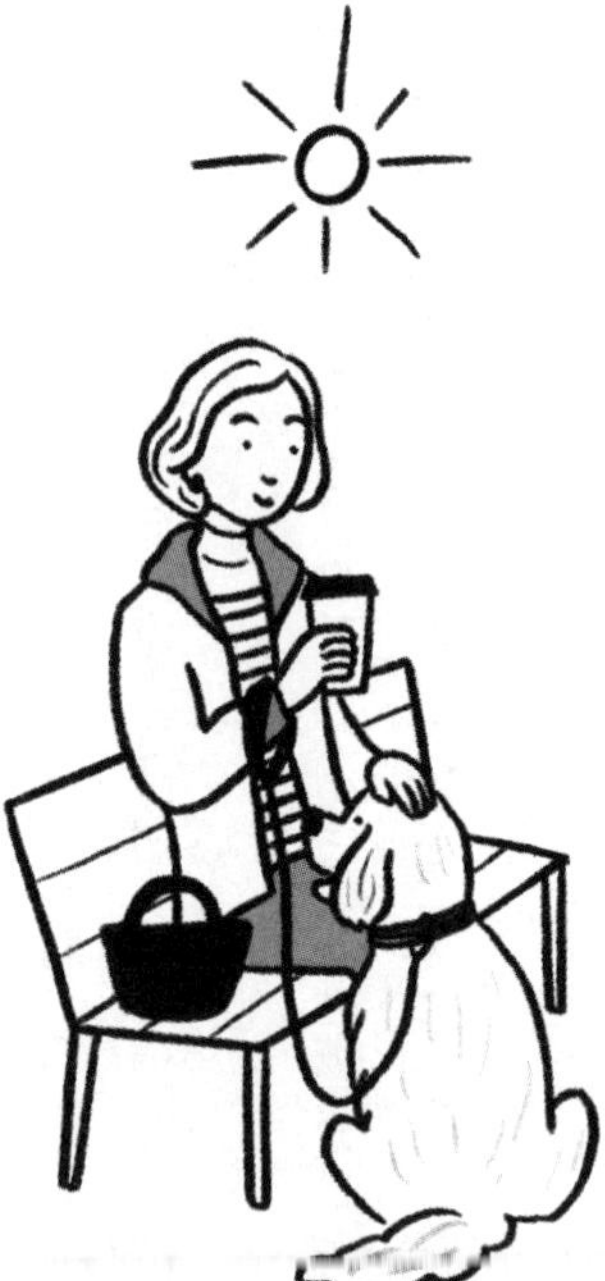

一般に「うつ」というと、恐ろしい病気というイメージがあるようです。たしかに休職せざるを得なくなったり、場合によっては自ら命を絶とうとしたりすることもある。しかしそれは、病状がかなり進行した状態です。

実は、うつはもっと〝身近〟な病気です。

有病率はおよそ三%、つまり一〇〇人のうち三人はかかるわけです。さながら風邪のようなもので、かかったとしても過度に恐れる必要はない。**うつは「誰だってかかるものだ」「仕方がない」と、ときには開き直ることもいい**のです。

それに、けっして不治の病ではありません。認知症などより、ずっと治りやすいのです。いい薬もあるし、できるだけ規則正しい生活をして、十分な睡眠をとり、運動の習慣をつければ、改善に向かうことも多いのです。著名人や芸能人でも、うつから立ち直って活躍されている方はたくさんいるでしょう。

むしろ問題なのは、「うつになったら人生が終わる」「周囲にうつだと悟られてはいけない」などと思い込み、自分自身にプレッシャーをかけてしまうことです。

これでは、かえって治りにくくなるだけ。それほど深刻に捉える必要はない、とぜひ知っておいていただきたいと思います。

なお、うつを予防するうえでとりわけ重要なのが、**できるだけ太陽の光を浴びること**です。冬の日本海側や北欧で自殺率が高いのは、日照時間の短さが原因とされています。自然現象はどうしようもありませんが、日照時間が短いなら、せめて室内の照明を明るくしたほうがいいとも言われています。

余談ながら、ここにはちょっとしたパラドックスがあります。

うつのリスクを回避するために日照時間の長さを求めるなら、人類はもっと赤道直下に集まってもいいはずです。そこに大都市が生まれ、世界の経済・政治をリードしても不思議ではありません。その地で何らかの激務に就いたとしても、職業性のうつは大幅に減るでしょう。

ところが現実には、ニューヨークにしろ、ロンドンにしろ、東京にしろ、〝常夏〟

ではありません。寒冷地とまでは言わないまでも、冬には雪が降り、ときには寒波に見舞われて日光が遮断されます。

なぜ人類は、人の集積地としてそういう場所を選んだのか。うつになりにくいことを上回る、どういうメリットがあるのか。考えてみれば不思議な話です。もっとも、あまりに温暖だと、かえって仕事をする気になれないのかもしれませんが。

認知症を防ぐためにも、糖尿病は早めに対処を

うつとは対照的に、けっして**侮《あなど》ってはいけないのが糖尿病**です。

中高年以降、脳に悪影響を及ぼして萎縮させ、認知症を引き起こすケースが少なくありません。**四十～五十歳代の場合、糖尿病を放置すると、将来的に認知症にかかるリスクは二倍になる**とさえ言われているのです。

糖尿病は、単に尿の糖が増えるだけの病気ではありません。血糖値の高い状態が続くと、**ブドウ糖そのものが全身の血管の内皮細胞を傷つけます。**それが例えば眼底の血管で起きると、糖尿病性網膜症になって視力が落ち、失明することもあります。また手足の末梢で起きると、いわゆる壊疽《えそ》になって血が行かなくなり、最終的には切断せざるを得なくなります。

それが**脳で起きると、「アミロイドβたんぱく」が分解されずに蓄積され、さまざまな脳血管障害や認知症のリスクを高める**のです。

あるいは動脈硬化や高血圧も同様に、放置すれば認知症のリスクを高めます。それも認知症の五〇%を占める「アルツハイマー型（アミロイドβたんぱくなどが脳に蓄積し、神経細胞にダメージを与えるもの。じわじわと進行）」ではなく、「脳血管性」と呼ばれるタイプで、いきなり重度に進行する場合もあります。

だから糖尿病や動脈硬化、高血圧の症状が現れたら、**できるだけ早期に治療を**

始めるに越したことはありません。

とはいえ高齢になれば、多かれ少なかれ兆候は見られるものです。慌てることなく、薬に頼り切るのでもなく、運動や食事など生活習慣を見直すことで改善は可能です。少なくとも悪化しないようにすることで、認知症のリスクは下げられるでしょう。

「ハイ」になったらご用心

いささか余談ながら、「臨死体験」というものが、しばしば話題になります。瀕死《ひんし》の状態から生還したとき、その間の経験を当人が語るもので、例えば「暗いトンネルを通る」「亡くなっている家族に会う」「天井から自分の身体を見下ろしている」などがよく挙げられます。これは人種や宗教などに関係なく、ほぼ共通して見られるようです。

これを「死後の世界」とするのは非科学的ですが、色々な国、色々な世代の方が体験している以上、現象としては間違いなく存在すると思います。このとき、脳は「死」という最大のストレスを受けて、いわゆる「**脳内麻薬**」を発生させているのかもしれません。

「脳内麻薬」とは、具体的にはエンドルフィンやエンケファリン等の物質のことで、まさに麻薬に近い立体構造をしています。病気ではありませんが、生体の防御反応の一種で、痛みや不安を和らげようとしているわけです。言い換えるなら、それだけ過度なストレスを受けているということです。

瀕死とまではいかなくても、脳内麻薬は発生します。例えば長距離ランナーによる「ランナーズハイ」もその一つ。徹夜マージャンの明け方など、振り込んでしまうことにむしろ快感を覚えるのも脳内麻薬の影響かもしれません。究極のストレス回避策であり、出れば脳や身体にいいというものではありません。

あるいは日常的に仕事をしていて、「ハイ」な状態になることもあるでしょう。仕事に熱中するのは悪いことではありませんが、これも脳内麻薬が出ているためだと思います。

逆に言えばストレスからの防御反応であり、それだけ負担がかかっているということなので、そのことを心に留めておいたほうがいいでしょう。

生活習慣 9

定年後、「何ができるか」を考える

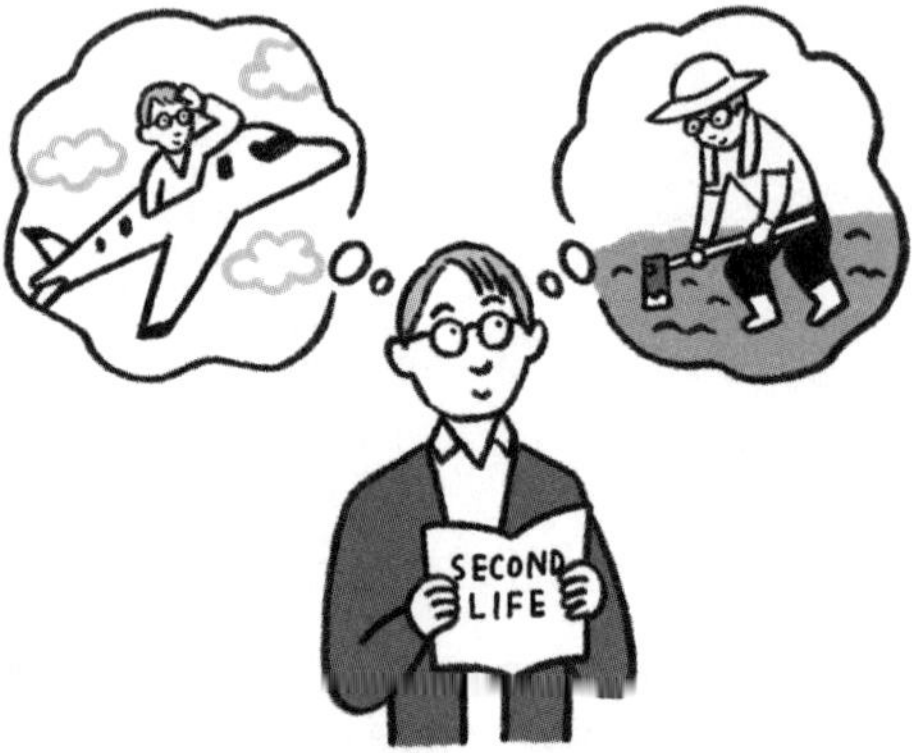

いささか青臭いようですが、**何か将来に「夢」を抱くことも大事だと思います。**

誰でも子どものころは大きな夢を持つものですが、成長するにつれて縮小し、大人になると滅多に語らなくなります。いろいろな現実に直面して、夢どころではなくなってしまうのでしょう。

例えば就職して間もないころは、誰でも「こういう仕事をしてみたい」とか「トップに立ちたい」といった志を立てるものでしょう。あるいは仕事以外でも、「いつか世界を一周してみたい」とか「学生時代の趣味をもっと極めてみよう」などと具体的なイメージを膨らませる人もいると思います。

ところが月日が経つと、すっかり忘れてしまったり、自ら忘れたフリをしたり、「それどころではない」と自分に言い聞かせたりするものです。

これはもったいないと思います。

現実的な問題はいろいろあるでしょうが、すべてという話ではなく、第二の人生、第三の人生を思い描いてみればいいのではないでしょうか。それは現在の仕事の延長線上でもいいし、趣味をきわめるようなものでもいい。

そこで**目標のようなものが定まれば、そこから逆算して、今、何をすればいいかが見えてきます。**それが日々のモチベーションにもなります。現実がわかっているからこそ、むしろ夢物語ではない夢を描きやすいと思います。その意味では、子どもではなく大人こそ、夢について考えてみるべきでしょう。

実際、退職後の人生をどう生きるかは、誰しも考えなければならない切実な〝課題〟だと思います。やることもなく、家に引きこもり、家族に煙たがられ……という日々になったとしたら、辛いはずです。

しかし、けっしてネガティブに考える必要はありません。

むしろ、やがて確実に訪れる**「自己実現」するためのチャンス**と捉えたほうがいいと思います。結果として実現できなかったとしても、そのプロセス自体が日々を充実させてくれるはずです。

ざっと子どものころから振り返ってみると、小学校・中学校・高校時代には学校があり、宿題があり、受験があり、自分の自由に使える時間は意外と少なかったのではないでしょうか。そして就職すると、今度は会社に時間を吸い取られる。結婚すると、家庭でも自分の思いどおりに時間を使えるわけではなくなる。

つまり、自分のためというより会社や家族のための人生を歩んできた方が多いと思います。

しかし定年後は、そういう〝しがらみ〟から解放されます。やっと自分を〝主役〟に据えることのできる時間が一気に増えるわけです。そこをどう過ごすかで、やや大げさに言えば人生の価値は大きく違ってくるのではないでしょうか。

もちろん、こうして**ポジティブにものを考えることは、脳にもいい影響をもたらします。**将来に希望が持て、日々に張り合いが生まれ、なおかつ健康にもいいとなれば、夢を描かない手はありません。

「どうすればできるか」前向きな一歩を

こういう話を中高年世代の方にすると、とたんに俯《うつむ》かれてしまうことがよくあります。「仕事以外、自分にはやることがない」「定年後をどう過ごすかなど、まったく考えていない」というわけです。

それでも何も問題はありません。焦りを感じたなら、それをいい機会として、自分は何をしようかといろいろ考えてみればいいのです。それが後述する好奇心や趣味につながるわけです。

別に五十代や六十代から初めて何かに取り組んだとしても、けっして遅いことはありません。それに周囲から理解されなかったとしても、気にすることはありません。例えばガラクタにしか見えないものを集めて家族に笑われても、本人が楽しければいいのです。

むしろ問題なのは、自ら理由を挙げて「何もできない」と思い込んでしまうことです。「仕事が忙しくて趣味どころではない」「お金がないから遊びに行けない」「住んでいる場所が悪いから何もできない」などは、その典型でしょう。

しかし、例えば『論語』には「今、汝《なんじ》は画《かぎ》れり」という一節があります。自分の感情で限界を設定し、何もしない言い訳にしている場合が多いのではないでしょうか。たしかに「できない」と思っているうちは、何もできません。「何ができるか」とポジティブに考えることが、すべての第一歩です。

実際、時間やお金がなくても、できることは世の中にたくさんあります。隙間時間に散歩するとか、街並みの移り変わりを写真で撮るとか、休日だけボランティア活動に参加するとか、ちょっと興味を持った分野の本を通勤時間に読むとかなら、いつでも始められるでしょう。そこから**将来の展望**のようなものが見えてくることもあると思います。

あるいはいろいろ悪条件が重なっていたとしても、「ではどうすればいいか」

を考えることを楽しむくらいでちょうどいいのではないでしょうか。

例えば入院患者さんでも、「治ったらあの国に行ってみよう」などと考えるだけでポジティブになれるし、ケガや病気に立ち向かうモチベーションになります。要は気持ちの問題ですが、それによって結果が大きく変わることは、どんな世界でも言えることです。

自分は何をやってみたいか、そのための時間をどう確保するか、お金が必要ならどうやって工面するか。そんな**将来の「自己実現」を考えること自体、心を自然にポジティブにしてくれる**はずです。

その条件を満たすために、今のうちに転職したり引っ越ししたりといった選択をすることも、けっして無謀ではありません。それほど、将来を悲観せずに「夢」を持つことは重要なのです。

生活習慣 10

年齢に関係なく、新しいことにチャレンジする

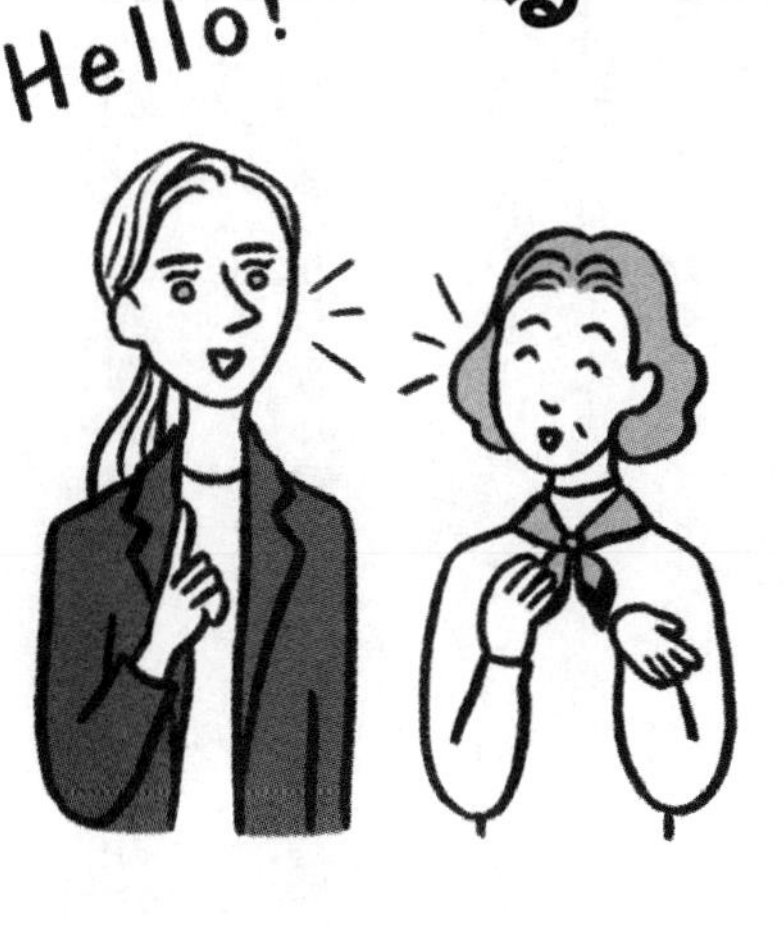

脳を若々しく保つための最高の〝特効薬〟は、知的好奇心を持ち続けることです。

かつて私たちの研究グループは、約四〇〇〇人の被験者を対象に、八年間で脳がどのように変化するかを調査したことがあります。その結果、知的好奇心のレベルが高い人ほど、脳が若々しく保たれていることがわかりました。

脳の側面には、「側頭頭頂接合部」と呼ばれる場所があります。ここは海馬と同様、記憶など高次の認知機能を担っていますが、加齢とともに萎縮するのが通例です。ところが知的好奇心が高いと、萎縮のペースが遅いのです。

別の角度から説明しましょう。先にも述べましたが、脳には**可塑性**という特徴があります。特に子どもの発達段階では、多くの情報を吸収しながらどんどん環境適応性を上げていく。神経細胞の必要な道を太くして、そうではない道を壊していくわけです。

例えば十歳ぐらいまでに英語を勉強したり、スポーツの訓練を受けたり、楽器を練習したりすると、急速に上達することがあります。これはまさに、可塑性によるものです。それぞれの分野の道を、脳の中にたくさんつくっている。子ども時代の脳は、こういうことをダイナミックに行っているのです。

一方、大人になると、脳の必要な道はだいたいでき上がります。

英語にしろスポーツにしろ、大人になってから始めてもなかなかうまくならないのは、そのためです。しかし、可塑性はゼロになるわけではありません。子ども時代ほど柔軟ではないのですが、何か訓練を受ければ、多少は道をつくったり壊したりという作業も行うのです。

つまり、何かをマスターするには子どものころから始めるのが一番ですが、**大人になってからでもけっして遅くはない**ということです。それも二十～三十歳代のみならず、六十～八十歳代からでも、難しくはなりますが可能なのです。

もちろん、その道のプロになるとか、オリンピック選手になるといった可能性はかぎりなくゼロに近いです。こういう領域に到達するのは、やはり子どものころから特別な教育を受けた人でなければ難しいでしょう。しかし趣味として本人が楽しむ分には、レベルはまったく関係ありません。

例えば経営者としてご多忙な身でありながら、六十歳を過ぎてからピアノを始めた方がいます。あるいは七十歳代になってから英語をマスターした方もいます。おそらく世の中には、こういう方はたくさんいると思います。

ならば年齢とは関係なく、むしろ何かを始めなければ損という気がしてこないでしょうか。

「オンリーワン志向」が脳を刺激する

知的好奇心とは、例えば日常の仕事にも関係しています。『世界に一つだけの花』の歌詞ではありませんが、今やどんな世界でも「ナンバーワン」より「オンリーワン」が求められていると思います。**オンリーワンを目指すことが、好奇心を刺激し、結果的に脳の健康を保つことにもつながる**のではないでしょうか。

私自身、常に学際的な分野に注力しようと心がけてきました。既存の研究分野は、それぞれかなり成熟しています。しかし、その橋渡しとなるとまだまだ薄い。そこに着目したのです。

認知症の研究は国内外の多くの研究者によって行われていますが、研究対象としているのはほぼ例外なく高齢者の脳です。一方、子どもの脳を対象とする研究も行われていますが、認知症と結びつけた例は未だ聞いたことがありません。

私は、約十年をかけてこの二つの研究を結びつけました。

つまり、認知症研究のために子どもの脳も研究対象にしたのです。一見すると無関係のように思われますが、実は脳の発達と脳の加齢とは表裏一体の関係なのです。

人間の脳は生まれるとともに原始的なところから発達し、二十歳前の段階で成熟します。その後は少しずつ壊れていくわけですが、見方を変えれば認知症へ少しずつ近づいていくということでもあります。

だから、高齢になってから認知症対策を始めるのではなく、子どものころは脳の成長を促し、成人後は脳の状態を維持する工夫が必要だと考えています。全世代を通じて、それぞれやるべきことがあるというのが基本的なスタンスです。

こういう意識が必要なのは、研究の世界だけではないでしょう。あらゆるビジネスでも、常に「人（他社）と違うこと」が求められているはずです。それが社会のニーズを掘り起こし、誰かの役に立つかもしれません。それもゼロから新しいものをつくり上げるというより、既存のものの橋渡しにこそヒントがある。そう考えれば、「オンリーワン」の余地はまだまだあると思います。

あるいは**組織内の役割分担でも、「自分にしかできないこと」を追究すれば、きっ**

と周囲から一目置かれるはずです。その信頼に応えるべく、スキルにより磨きをかけるという好循環が生まれるのではないでしょうか。

ポイントは、**チャレンジ精神を持ちながら、ものごとを俯瞰《ふかん》的に見ること、そして自分の専門分野をしっかり持ちつつ、常にアンテナを張り続けること**でしょう。

見聞きするあらゆるものを取り込んで、結びつけて考えてみるわけです。「自分には関係ない」と最初からはじいてしまってはもったいない。そこに大きな発見があるかもしれないからです。

私の場合であれば、ある種の〝職業病〟かもしれませんが、例えば遺伝子や循環器系などの学会発表を読んでも、子どもにまつわる話を聞いても、あるいは日々のニュースを見ても、つい脳の研究と結びつけてみたくなります。そうすると、何らかの発見があるものです。

要は、**どれだけ意識するか**、ということだと思います。それまでなんとなく聞き流していた情報を、すべて自分のフィルターに通していくとなると、それなりにたいへんです。しかし、しばらく継続してみると、やがて大変さより好奇心が勝《まさ》るようになります。単に仕事に役立つだけではなく、そこにやりがいも感じられるし、ますます興味の幅を広げることにもなるのです。

それが、脳を若く保つことにもつながるのです。

生活習慣 11

ハマる趣味を持ち、仲間をつくる

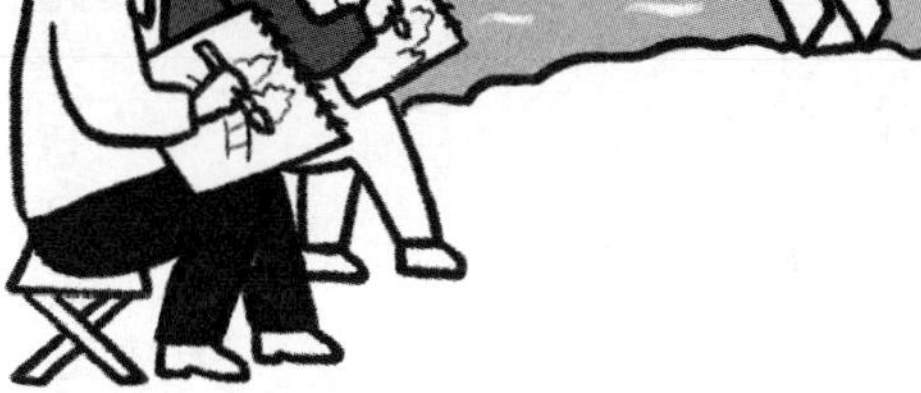

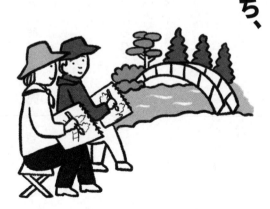

もちろん、知的好奇心が有効なのは仕事だけではありません。むしろ仕事以外の日常でこそ必要でしょう。それはつまり、**趣味に使う時間を充実させる、もしくは新しい趣味にチャレンジする**ということです。

これには、大きく二つのメリットがあります。

一つは、**日常生活の中で仕事とのメリハリをつけられる**こと。私も日々の仕事は忙しいし、医学、研究を教える立場として重い責任も負っています。人事や予算など、マネジメントの仕事もストレスが溜まります。だからこそ、まったく違う世界ともつながることで、心を落ち着かせることができるのです。

仕事でストレスを溜めないコツは逃げること、と先に述べましたが、**趣味に走ることもいい意味で「逃げ」の一種だと思います。**仕事だけで考えれば、簡単に逃げられない場合もあるでしょう。しかし休日や帰宅後に仕事を忘れて没頭できることがあれば、気分的にはずいぶん楽になるはずです。趣味が日常生活における〝逃げ場〟になるわけです。

ところが仕事が忙しい方の場合、仕事が終われば何もしない、ということも多いと思います。休日になると、家の中で一日中ゴロゴロしている方もいるでしょう。もちろん疲れを取ることも重要なので、それでもいいと思います。

しかし、それが習慣になってしまうと、ちょっともったいない気がします。本当に楽しめることがあれば、ゴロゴロしているよりずっと疲れを取ってくれるからです。習いごとやスポーツをしていれば、少しでも上手くなりたいと練習する。科学や芸術に興味を持てば、もっと深く知りたいと本を読み漁《あさ》る。そういう行動を自然に起こすようになることが理想でしょう。その第一歩となるのが、好奇心なのです。

テレビの連続ドラマを見るときも、最初は「おもしろいかな?」と感触をつかむ感じだと思います。そこでおもしろそうなら、次回以降も見続ける。そしてやがてどっぷりとハマり、放送日が楽しみになる。仕事の疲れもストレスも、その時間だけは忘れられるようになる。

趣味も同じようなもの、あるいはもっと魅力的なものだと思います。**ハマるまでには時間がかかるかもしれませんが、そのプロセスもまた、ドキドキワクワクできる**のではないでしょうか。

趣味で広がる仲間との交流

趣味を持つことのもう一つの大きなメリットは、**コミュニケーションの幅が広がる**ことです。

私自身、けっこう多趣味な人間で、休日には蝶の研究のために野山へ出かけ、今どき珍しい古いクルマをメンテナンスし、朝起きたら、電子ピアノで一曲弾くことを目標にしています。そして、それぞれの趣味に数多くの仲間がいます。**職**

業も世代も国籍もバラバラですが、共通の趣味があるとわかり合えるのです。

例えばピアノの場合、海外の学会に参加した際にロビーの片隅などに置いてあるピアノを弾くと、音楽好きな脳研究者の方々が自然に集まってきます。腕に覚えのある方が代わる代わる弾いたりして、研究とは関係なく会話が弾む。ささやかな楽しい瞬間です。

あるいはクルマ仲間の場合、修理工場や中古自動車店などで「こういうクルマを持っている人がいるよ」と教えていただいて、交流が始まったりすることがあります。同じようなクルマを愛好する方というのは、それだけで仲良くなれるものです。

また蝶の場合には、東京で年に一度、「インセクトフェア」というイベントが開かれます。もともと日本は世界有数の〝蝶趣味大国〟なので、そこには一般の博物館などよりはるかにクオリティの高い標本がずらりと出品されます。蝶が好きな人にとっては、至福のイベントなのです。

だから開催時には、全国から大勢が集まってきます。しかもなぜか、医者や学者などに愛好家が多いのも特徴です。その場で標本商などの紹介でそういう方々と知り合い、メールなどを通じてずっと交流しているわけです。

もともと私は内気な性格で、初対面の人と話すのもあまり得意ではありません。しかし、趣味でつながる人間関係はまったく別です。**お互いに話し出すと止まらない感じになる。**こういう瞬間に「幸せ」を実感します。脳にいい刺激を与えてくれることは、言うまでもありません。

しかもこの関係は、お互いに年を重ねても、転職や定年退職してもずっと続きます。仕事だけの人間関係では、こうはいかないでしょう。私はむしろ、定年後ならもっとこういう方々とお会いする機会も増えるだろうと、今から楽しみにしているほどです。

「興味が湧かない」は単なる思い込み

コミュニケーションは認知症のリスクを下げる重要な要素の一つです。

しかし、そこには**共通の話題**が必要です。単にお酒を酌《く》み交わすだけでもいいでしょうが、おなじみの仲間内で話すだけでは、広がりがありません。

その点、**共通する趣味の話であれば、お互いに情報を持ち寄ることで好奇心が刺激されます。**「もっと深く知りたい」「次は○○を試してみたい」などと思えるのではないでしょうか。逆に言えば、交流するためには自分もある程度の情報を仕入れておく必要があります。それが〝励み〟となって、ますますアンテナを張り巡らし、その世界にのめり込んでいくわけです。

こういうことは、誰でも頭の中ではわかっているはずです。ところが、私と同世代やもっと上の世代（特に男性）の場合、「無趣味」という方が少なくありません。「仕事が忙しくて、それどころではない」「今さら面倒くさい」「疲れていて遊ぶ気力がない」というのが、よく聞く理由です。

しかしこれは、たいへんもったいない話だと思います。そもそも好奇心は、誰でも持っているはずです。年齢とともに衰えるというものでもありません。「何に対しても興味が持てない」のだとすれば、年齢や多忙を理由にして、そう自分で思い込んでいるだけではないでしょうか。

実際、高齢でも趣味を楽しんでいる方はたくさんいます。年季が入っている分、玄人《くろうと》はだしの腕前だったり、目を見張るような優れたセンスを感じさせたりするものです。そういう方々と接していると、「**趣味を通じて、ずっとご自身を磨いてこられたんだな**」という気がします。若い世代でも、そんな生き方に憧れるのではないでしょうか。

生活習慣 12

趣味は、三日坊主でもまったくOK

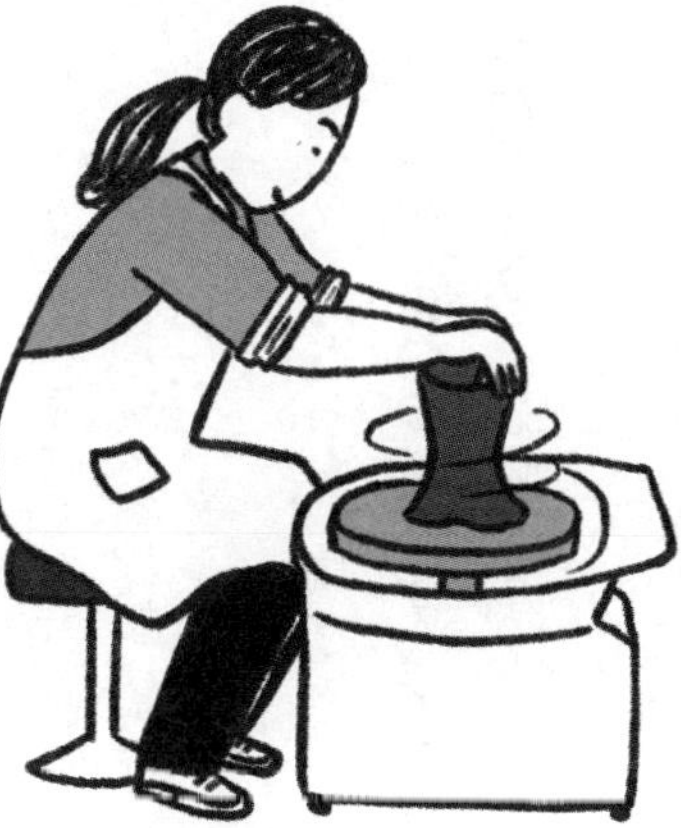

そこでもう一度、趣味を見つける方法を考えてみたいと思います。

一つは、**以前の興味を思い出してみる**こと。例えば結婚前まで続けていたこと、友人たちと一緒に行った場所、大枚《たいまい》をはたいて買ったもの、あるいは学生時代の部活動でもいいでしょう。何か「おもしろい」と思ったことや、それなりに打ち込んでいたことがあるはずです。

そういうものを、復活させてみてはいかがでしょう。もちろん環境が違うので、昔どおりにはいかないと思います。しかし**当時を懐かしみつつ、少しずつでも〝再チャレンジ〟してみると、好奇心もまた頭をもたげてくる**と思います。

あるいは、現在近くにいる友人や職場の同僚の趣味を見習ってみるという手もあります。例えばトレーニング系でもいいし、カメラや音楽や映画などでもいい。将棋や囲碁という場合もあるでしょう。

一人で何かを始めるのは億劫《おっくう》でも、近くにメンター（師匠）と仰げる人がいれば、要領がわかるし、励みにもなります。負担にならない程度に牽引してもらうことで、自分の好奇心を引き出そうというわけです。実際、こういうきっかけで何かに興味を持ち、本格的にのめり込んでいくケースも少なくないと思います。

さらに言えば、**単に楽しそうにしている人のマネをするだけでもいい**のです。テレビの旅番組で紹介された場所に行ってみたり、芸能人がハマっていると語っていた遊びをやってみたりするのもいいでしょう。それが仕事であれば、「パクリだ」とか「二番煎じだ」といった批判も受けるかもしれませんが、趣味なら何も問題はありません。

先にも述べましたが、特に「仕事一筋」で打ち込んでいる人ほど、積極的に仕事以外でやることを見つけたほうがいいと思います。

仕事があるうちはいいのですが、定年後にやることがなくなり、内向きになって引きこもりになってしまうおそれがあるからです。そうなると日常に刺激がなくなり、身体能力も衰え、コミュニケーションも面倒になり、ますます気力を失うという〝負のスパイラル〟に陥ってしまいかねません。

それを〝正のスパイラル〟に戻すには、たいへんなエネルギーが必要になります。楽しめる趣味を急に見つけることは難しいし、そういう気力さえ湧いてこないかもしれません。だから、**なるべく早いうちに仕事以外の世界にも目を向け、少しずつ育てる感覚で継続的に楽しめるものを見つけたほうがいい**と思います。

「三日坊主」も役に立つ

ただし、けっして「真面目」に考える必要はありません。

気軽に始めてみて、おもしろそうなら続ければいいし、自分に合わないと思えば撤退すればいいのです。概して日本人は真面目なので、ひとたび始めると〝苦行〟のように無理に続けようとする方もいます。その『巨人の星』的な精神は立派ですが、かえってストレスを溜めるだけで、脳にいいとは言えません。

それよりも、三日坊主で投げ出してもいいので、**いろいろ試してみる**ことをおすすめします。**基準は「楽しそうかどうか」だけ。**さほどお金をかけなくても、楽しめるものはいろいろあります。フットワークを軽くしておけば、そのうちきっと自分に合うものが見つかると思います。

投げ出した経験すらも、そのうちどこかで役立つものです。若干のお金はムダになるかもしれませんが、「まったく知らない」より「あれはつまらなかった（難しかった）」と知ること自体、たいへんな社会勉強ではないでしょうか。いつかその趣味を楽しんでいる人と出会えば、話のネタにもなります。なぜ自分は挫折したのか、その人はどうやって乗り越えたのかといった話は、興味が尽きないはずです。経験がゼロだと、こうはなりません。

だいたいどんな世界にしろ、深く知ったり上達したりするには、共通するスキルのようなものが存在します。「定番」と呼ばれる入門書があり、「達人」と呼ばれる上位者がいて、似たようなステップを踏みながらその世界にハマっていくのです。

だから**一つの趣味で挫折したとしても、その経験は次の趣味で少なからず活かせる**ものです。こうして〝ストラテジー（戦略）〟を磨くことで、さらに趣味を増やすことにもつながると思います。

実際、**何かの道を極めた人ほど、他の分野にも造詣が深かったり、好奇心旺盛だったりします。**上達の道を知っているからこそ、それを他の分野にも応用して、より守備範囲を広げているのでしょう。

あるいは何かの趣味を継続するにしても、義務感を背負う必要はありません。疲れているのに無理やり時間を割《さ》いたり、「将来の定年後のために」「脳を鍛えるために」といった理由で自分にノルマを課したりするのは本末転倒です。**あくま**

でも「楽しみたい」「やりたい」という気持ちに素直に従うのが原則。本当に好きな趣味なら、多少忙しくても眠くても、無条件でやるものです。疎遠になったとすれば、そもそも自分に合っていなかったと割り切ったほうがいいと思います。

そしてもう一点、先ほど「趣味でコミュニケーションの幅が広がる」と述べましたが、これは「理想形」であり「義務」ではありません。**一人でこっそり始め、本やネット等を通じて独学で知識や情報を仕入れるのも、立派な趣味の楽しみ方**です。

例えば「同好会などに加わって仲よくしなければならない」などと考えると、それだけで気が重くなる人もいるでしょう。とりあえず一人で楽しめばいい、というくらいでいいのです。

もっとも、その世界にハマればハマるほど、もっと上をいく人の話を聞いてみたいとか、ワザを教えてもらいたいとか、楽しさを同好者と共有したいなどと思うようになるものです。それによって、結局は自然に誰かと触れ合うのではないでしょうか。いずれにせよ、最初からあまりコミュニケーションを意識する必要はないと思います。

野山を歩くのも立派な趣味

どんな趣味でも楽しめればそれでいいのですが、強いておすすめするとすれば、受動的なものより**能動的なもののほうがいい**と思います。知識や情報の受け手になるだけではなく、自らの手足を動かし、できるだけ〝発信〟するということです。

音楽が好きなら、CDを聴くだけではなく、ライブやコンサートに積極的に行く。あるいは好きな楽器を自分で弾いてみる。スポーツにしても、テレビで観戦するだけではなく自分で体験してみる。それだけでも、日常はガラリと変わると思います。

そういう観点で手っ取り早い趣味としては、例えばカラオケもいいかもしれません。私自身は音痴なので歌いませんが(だからピアノに走った面もありますが)、自身で手軽に〝発信〟できるし、家から出かけることになるし、ストレス発散にもなります。

最近はカラオケに一人で行く方もいるようですが、それもいいでしょう。だいたい楽器は一人で弾くものなので、その延長線上と考えれば違和感はありません。いつか上達したら、満を持《じ》して人前で披露するのも一興です。そういう日を想定して練習しているのだとすれば、社会性を意識しているという意味で、ますますいい刺激になると思います。

あるいは、**単純に近くの野山を散策する**のもいい趣味になると思います。最近はトレッキングがちょっとしたブームのようですが、たしかに健康にもいいし、ストレス解消にもなる。本格的な登山ではないので、重装備も必要ありません。東京のような都会でも、ちょっと電車やクルマに乗れば手頃な野山はたくさんあるでしょう。そういう場所に行き、体力と相談しながら適当に歩くだけでいいのです。

私自身、蝶をはじめ虫取りが好きなので、しばしば子どもを連れて野山へ出かけています。日光や風を感じつつ虫や植物や鳥などに囲まれていると、気分もいいし、好奇心も刺激されるし、いい運動にもなる。**「自然は最高の教師」という言葉がありますが、まさにそのとおり**だと思います。

「何も趣味がない」という方は、とりあえず近くの野山へ出かけてみてはいかがでしょう。自宅でゴロゴロしているよりは疲れますが、けっして徒労にはならないはずです。

生活習慣 13

楽器の演奏にチャレンジしてみる

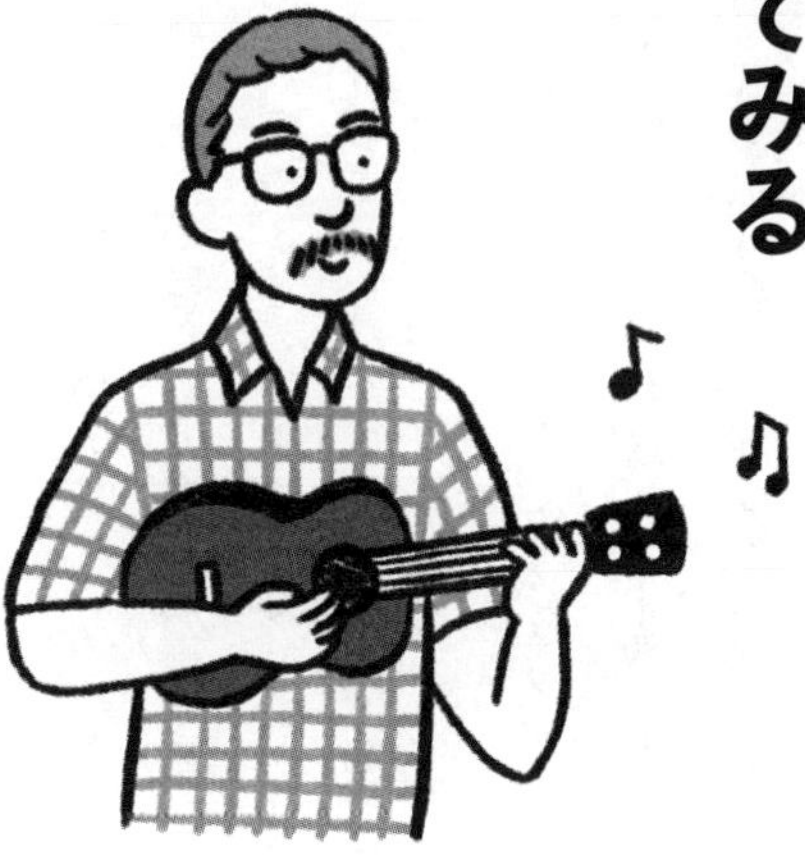

音楽が嫌い、という人はあまりいないでしょう。いつでも聴けるし、さしてお金もかかりません。手っ取り早い趣味としては、最適だと思います。

さらに望ましいのが、繰り返しますが、**聴くだけではなく、自ら演奏する**ことです。まったく下手でもかまわないので、チャレンジすることをおすすめします。

私も趣味でピアノを弾きますが、当初はどうしようもなく下手でした。逆にそれが悔しくて、必死に練習したのです。

実は子どものころに少し習っていたのですが、シャープ（♯）やフラット（♭）のある曲がまったく弾けず、早々にあきらめていました。しかし二十数年を経て、ふと再チャレンジしてみようと思い立ったのです。ある研究発表によっていただいた賞金で、電子ピアノを買ったのがきっかけでした。その後、自宅を建てた際に妻が実家からアップライトピアノを持ち込み、すっかりハマってしまいました。

もちろん、最初は初心者同然でしたが、ずっと弾いていれば昔の感覚を思い出すものです。譜面も読めるし、両手もバラバラに動きます。苦手意識があったからこそ、逆にそれを克服してやろうという気にもなりました。結局、ゼロの状態からスタートするより、上達はずっと早かったと思います。

それに、子どものころは先生の指示にしたがって仕方なく弾くだけでしたが、今は当然ながら好きな曲を自由に選べます。このあたりも、大人の勝手気ままな趣味ならではの楽しみ方でしょう。

おかげで、今でもレベルはたかが知れていますが、少なくとも子どものころよりは上手に弾けます。

それに、ひとたび身につけておけば、この先もずっと弾き続けることができるでしょう。よほどのブランクを開けないかぎり、もっとうまくなることはあっても下手になることはありません。だから弾けば弾くほど、よりモチベーションが上がっていくわけです。楽器の魅力は、こういうところにあります。

ピアノが億劫なら、ギターなどの弦楽器でも管楽器でも打楽器でもいい。あるいはオカリナやブルースハープも渋い。**聴くだけではなく自ら奏でる快感は、一**

度経験すればわかるはずです。

楽器演奏が脳をとことん刺激する

楽器の演奏自体、脳の活性化にきわめて有効です。

まず指先をはじめ、肘、肩、体幹、それに脚まで動かす全身運動なので、脳のさまざまな領域を同時に刺激します。さらに譜面を見ながら演奏するとなると脳の認知機能までフル稼働します。

では、ここまで脳を使って疲れるかといえば、まったくそんなことはありません。経験のある方ならわかると思いますが、ずっと弾いていたくなる。これは**自らの手で音楽を〝創造〟することで、脳の「報酬系」と呼ばれる領域が活発になり、快感を覚えるためです。**このときに放出されるのが、神経伝達物質「ドーパミン」です。それがまた、前頭葉をはじめ脳の認知機能を担う部分を刺激するのです。

加えて、ピアノは両手を別々に動かし、さらには両足も使って演奏しますので、身体の協調運動をつかさどるさまざまな脳領域も活性化します。**脳にとっては「いいこと尽くし」**と言えるでしょう。

ついでに言えば、ピアノは単に弾くだけが楽しみではありません。例えば練習している曲があったとしたら、プロの演奏をＣＤや動画配信サイトなどで聴き、その表現方法を頭に叩き込むのも楽しみの一つです。

そして次にピアノに向かうとき、それを〝耳コピー〟で再現してみる。こういう聴き方ができるのも、楽器を趣味にしている人の醍醐味でしょう。今では出張の際など、ちょっとした空き時間があれば、これに費やすのが常です。

楽器にかぎった話ではありません。

例えばスポーツでも、絵画などの芸術系でも、**かつて多少なりとも経験したことがあるなら要領はつかんでいるはず**です。ゼロからスタートするより、上達は早いと思います。苦手意識があるなら、むしろ「リベンジしてやろう」と〝闘志〟を燃やすことで、モチベーションに変えられるのではないでしょうか。

音楽を聴くといい気分になるワケ

楽器演奏の敷居が高いなら、**音楽を聴くだけでもいい**と思います。好きな音楽が流れると気分がよくなるものですが、これにはちゃんとした理屈があります。研究によれば、やはり**脳の「報酬系」が刺激される**らしいのです。

「報酬系」はその名のとおり、欲求が満たされたとき、または満たされることが予測されるとき、活性化して「心地よい」という感覚をもたらします。給料日はもちろん、「もうすぐ給料日だ」と思うだけでテンションが上がるのは、この「報酬系」が働いているわけです。

音楽にもそれと同じ効果を期待できるとすれば、聴かない手はないでしょう。

あるいは「報酬系」のみならず、脳の多くの領域を活性化させることもわかっています。

さらに、**音楽には眠っていた記憶を引き出す力もあります。**昔よく聴いた曲をたまたま聴いて、当時の情景や周囲にいた人の顔が急に思い浮かぶ、という経験は誰にでもあるでしょう。

このとき、**脳内では海馬などの記憶中枢が刺激を受けている**わけです。曲によっては「苦い思い出」がよみがえるかもしれませんが、それもまた一興。脳が健全に反応していることを喜ぶべきでしょう。実際、音楽は認知症の予防や進行抑制、あるいは記憶障害の治療の現場などでも取り入れられています。

新しい曲をどんどん聴いて脳内をドーパミンで満たすもよし、懐かしい曲を次々と聴き直して昔を思い出すもよし。

あまりに身近で気づきにくいかもしれませんが、**音楽そのものが私たちにとってたいへんな〝報酬〟と言える**でしょう。

生活習慣 14

子どもや孫に、本の読み聞かせをする

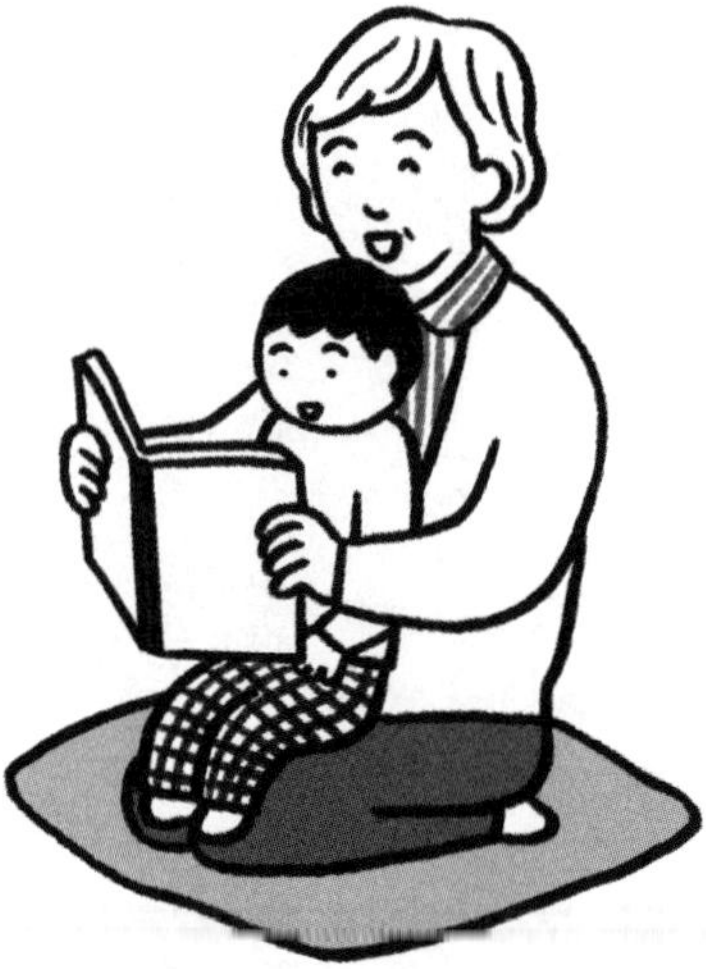

好奇心は、子ども時代に大きく育ちます。だから親としては、子どもにできるだけ多くの経験をさせたほうがいい。それも物心がつく前、おもしろいかどうかという判断ができる前の段階のほうが望ましいのです。

これは、子どもに「あれをしなさい」「これをしてはダメ」と指示することではありません。それではストレスを溜めてしまうだけです。「やれ」と命令されればやる気をなくし、「ダメ」と禁止されればやってみたくなるのが人間です。

重要なのは、自分や家族が楽しんでいる姿を子どもに見せること。

それだけでいいのです。先に述べたとおり、大人でも家族や友人が楽しんでいる姿を見ると興味を持ちます。「自分もやってみよう」と思うこともあるでしょう。子どもも同様、親や兄姉、祖父母が趣味や遊びで楽しんでいることには、自然と興味を持つはずです。

例えば、我が家にも四歳になる子どもがいます。いわゆる早期教育には特に興味もないのですが、語学の楽しさを伝えるために、月に何回かは英会話の先生を自宅にお招きして、私自身が英語で談笑する姿を見せるようにしています。あるいは海外に連れて行く機会があれば、やはり現地でのコミュニケーションを積極的に見せています。

そうすると、子どもも見よう見まねで「What's this?」などと言い始める。自分の将来にとって英語は必要だ、あるいは英語を使って多くの人と楽しい会話をしてみたい、と感じるわけです。中学生になって教室で「This is a pen.」と習うより、ずっと英語を積極的に学ぼうという気になるのではないでしょうか。

言い換えるなら、それだけ親（祖父母）としての接し方が重要ということです。子どもや孫に幸せな人生を歩んでもらいたいとは、誰もが願うことでしょう。それには、好奇心を育てることが欠かせません。

だから**子どもに見本を示す意味でも、親は好奇心を絶やさず、さまざまなことに楽しみを見出す。これが、真の家庭教育ではないでしょうか。**

むしろ**「子どものため」「孫のため」を〝言い訳〟にして、次々と新しいことに挑戦するくらいでいい**と思います。それは結局、子どもや孫のためだけではなく、本人にも充実感や幸福感をもたらしてくれるはずです。もちろん、脳の認知力保持につながることも間違いありません。

なお脳の性質上、一緒に何かを始めた場合には、おそらく子どもや孫のほうが圧倒的に早くマスターすると思います。ある意味で脳の〝老化〟によるものですが、これは当然の結果なのでご心配なく。

〝親子で読書〟のすごい効果

例えば読書は、子どもにも本人にも、もっとも身近な楽しみになり得ます。ネットでささっと調べて終わるのではなく、じっくり読むからこそ、その世界に入り込めるし、知識や教養も身につく。新たな興味の入り口にもなるでしょう。

だから一人で自室にこもって読むのではなく、子どものそばで読めばいい。熱心に読むほど、子どもは「本ってそんなにおもしろいのか」と興味を持つはずです。まだ字が読めないのなら、絵本や図鑑のようにビジュアル要素が多いものを見せるだけでもいいでしょう。

例えば宇宙に関する図鑑が近くにあれば、子どもは興味本位でそれを開き、宇宙に関心を持つかもしれません。少なくとも小学校や中学校で試験のために教科書を読むより、よほど楽しいし覚えも早いはずです。

あるいは、絵本を読み聞かせしてもいい。医学部に在籍する学生に聞くと、子どものころによく親に読み聞かせをしてもらったという人が多くいます。医学部に入るには、相応の勉強が必要です。それには読書を厭《いと》わないことも必須条件でしょう。幼いころの読み聞かせが、その下地をつくる可能性はおおいにあります。

つまり**読み聞かせが、子どもの脳の発達を促進する**わけです。

私自身、子どもには二歳のころから絵本などの読み聞かせを始めてきました。その結果、最近は〝効果〟を実感しています。教えていない言葉もいつの間にか身につける。文節も、自分で区切って話すようになる。まだ文字はまったく読めないのに、何十ページもの本を丸暗記する、といった具合です。

さらにおもしろいのは、〝文脈〟をある程度理解できるようになることです。例えば「赤い花」という文字を見て、「黄色い花」と言い間違えたりする。文字の意味はまだわからないのに、「花」の前にある文字が「色」を表しているという概念だけつかんでいるわけです。

こういう経験からも、小さい子どもへの読み聞かせには相当のポテンシャルがある、と私は考えています。早いうちから本に親しめば、昨今言われているような「若者の本離れ」もなくなるのではないでしょうか。

それに、**読み聞かせは大人の脳も刺激します。子どもとコミュニケーションも**

図れるし、認知症予防にもなる。まさに一石二鳥ではないでしょうか。

特に「これといった趣味がない」という方なら、読書は手っ取り早い趣味になると思います。小説でも実用書でもいいのですが、子どもと一緒に読むことを考えるなら、子ども向けの童話でもいいと思います。

日本のもの、世界のものを問わず、ストーリーを覚えていたつもりでも案外忘れていたり、まったく知らない童話があったりするものです。あるいは大人になってから読むと、子ども時代に読んだ印象とはかなり違っていたりもします。

そういうことを知るだけでも、ずいぶん楽しめるのではないでしょうか。

生活習慣 15

いつでも「前向き」「楽観」を心がける

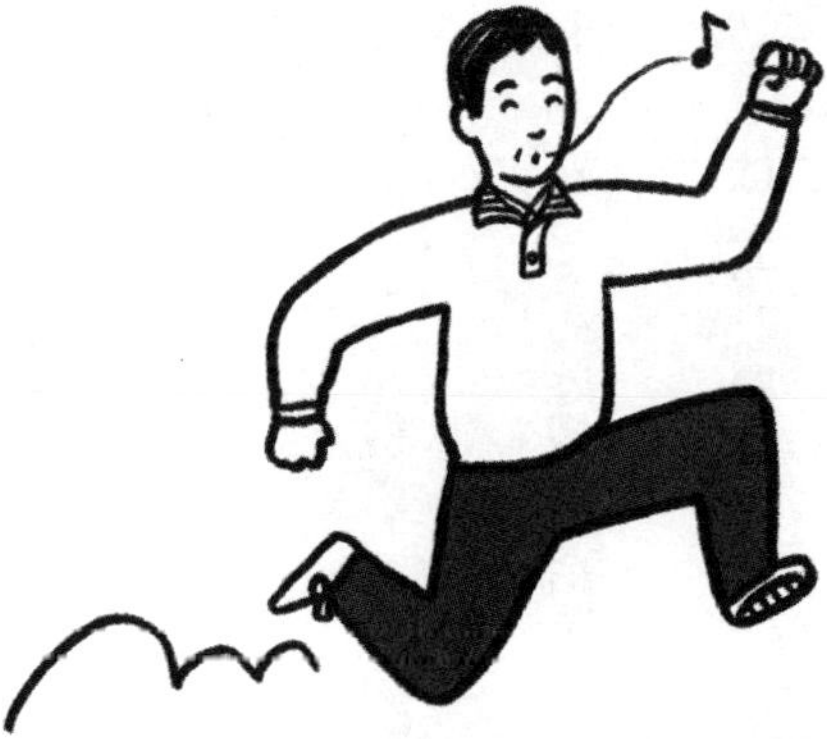

「火中の栗を拾う」とか「虎穴《こけつ》に入らずんば虎子《こじ》を得ず」といったことわざがあります。リスクを取らなければリターンもないということで、人を励ましたり自らを鼓舞《こぶ》したりするときによく使われるようです。たしかに、仕事や人間関係においては勇気を振り絞らなければならない場面もあるでしょう。

しかし脳にかかるストレスを考えれば、常に勝負をかけることが得策とは言えません。

人間関係ひとつとっても、嫌な思いをしたり、怒りや悲しみの感情に支配されたりすることは少なくないと思います。

それを無理やり解決しようとしても、なかなかうまくはいかないものです。むしろ状況を悪化させたり、ズルズルと引きずってしまったりすることのほうが多いのではないでしょうか。

そういうとき、前出の仕事の場面と同様、「逃げる」ことも大事だと思います。どうしても合わない人とは距離を置く。火に油を注ぐ前にさっと身を引く……。

ストレスのタネが一つ減るなら、これも立派な解決策だと思います。

ただし、相手が家族や職場の上司や部下だったりすると、簡単には逃げられません。あるいは何らかの方法で逃げたとしても、その逃避先が天国とはかぎりません。そこでもまた嫌な人に出会ったり、嫌な思いをしたりすることもあるでしょう。


では、どうしたらいいのでしょうか？

そういうとき、**打開策の一つは「客観的に見る」ということだと思います。**

これはどういうことかというと、例えば自分と相手が面と向かって話しているときにも、**その状況を「横や上から眺める視点」を意識してみる**わけです。

実際にやっていただけるとわかりますが、そうすると、少し冷静に自分を見ることができます。

感情的になっているとすれば、それを抑えたり、宥《なだ》めたり、あるいは笑い飛ばしたりできるようになるかもしれません。

意識を自分から遠ざけるという意味では「逃げる」にも通じますが、それによってストレスが軽減される可能性が十分あります。

これは私のオリジナルというわけではありません。心理学の世界には、「壁に止まったハエになれ」という言い方があるそうです。これは**自分とは関係のない第三者の目線で状況を見てみよう**、ということでしょう。

心を乱されるようなことがあったときに、試してみてはいかがでしょうか。

私に医者への道を決意させた、ある事故

ストレスを軽減する方法として、いわゆる「**ポジティブ・シンキング**」も重要だと思います。

例えば困難にぶつかったとき、「もうダメだ」と気落ちするのではなく、「これ

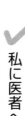

は絶対に自分の将来に役に立つ」「きっと打開できるはず」と言い聞かせるのです。状況が即座に変わるわけではありませんが、気分まで落ち込ませていると、脳の状態までマイナスになってしまいます。これでは〝負のスパイラル〟に陥るだけで、なかなか出口が見えてきません。

だからせめて、**気持ちだけでも前向きにする**必要があるわけです。

これは心理的な問題ですが、「だいたい人生の悲しいことも喜びも一定である、悪いことがあればいいことも必ずある」くらいに考えていれば、ちょうどいいのではないでしょうか。明確な根拠はありませんが、私はそう信じることにしています。

例えば私は、もともと東北大学の理学部生物学科の学生でした。しかし四年生になったとき、人の役に立つ仕事に就きたいという思いから、医学部に入り直す決断をします。

とはいうものの、いまひとつ真剣になれず、受験勉強にも身が入っていませんでした。

ところがその年の秋、飲酒運転による交通事故に巻き込まれ、私は友人とともにたいへんな目に遭いました。幸い、担ぎ込まれた病院の処置のおかげで大事には至らなかったのですが、翌朝の診察で担当の先生から「大丈夫」と言っていただいた瞬間、あらためて「医者になろう」と強く決意しました。「人の役に立つ仕事」とはどういうものか、身をもって学ばせていただいたわけです。

これを機に一転して勉強に本腰を入れ、理学部の卒業と同時に医学部に入学することができました。事故というネガティブな出来事を、真剣に医者を目指すというポジティブな意思に変換できたおかげだと思っています。

私は別に強靱な精神力を持っているわけではありません。ただ、できるだけ「ものごとを悪いほうに考えても仕方がない」と割り切るよう心がけています。そう自分に言い聞かせることは、誰でも精神力とは関係なく可能ではないでしょうか。

例えば職場内で孤立してるとか、上司・部下に嫌われているといった状況に置かれているとします。社会人としては辛いところであり、自分に非があれば反省して改善するのは当然ですが、同時に「**自分がさらに上にいくためのステップだ**」「**この経験は自分にとってプラスになる**」と前向きに受け止められるとすれば、そのストレスはかなり減少するのではないかと思います。

実際、世間から一目置かれている会社経営者、スポーツや芸術の分野などでトップランナーと呼ばれる方々は、ほぼ一様にポジティブシンキングを実践されているように思います。

人一倍多くの壁を前向きに乗り越えてきたからこそ、彼らは今日の成功をつかんでいるのではないでしょうか。

「楽観」を心のクセにする

脳のしくみでいえば、感情をつかさどっているのは、深部にある扁桃体を中心とした「大脳辺縁系《だいのうへんえんけい》」と呼ばれる領域です。

ここは、人間の脳の進化の過程で古くからある原始的な部分で、気分をハイにすることもありますが、「もうダメだ」というネガティブな感情も生み出します。

それに対して「冷静になれ」「何か道を探してみよう」とブレーキをかけるのが、脳の前の部分（額の裏側）にある前頭葉の、さらに前のほうにある**前頭前野**です。その役割から、「クールシステム」とも呼ばれています。進化の過程の最後に生まれ、なおかつ個々人の脳の発達でもっとも最後にでき上がる部分です。

ここは高次認知機能を受け持ち、「人間を人間たらしめている部分」と言えるでしょう。

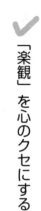

年齢を重ねても、扁桃体自体はあまり変化しません。しかし前頭前野は影響を受けて弱まりやすい。だから高齢になったり認知症になると、子ども時代に戻ったように頑固になったり、わがままになったりする方もいます。要するに「クールシステム」による抑制が効きにくくなり、感情がより前面に出てくるわけです。

では、どうすれば前頭前野を鍛えられるのでしょうか。

巷には、いくつかの方法が流布しているようですが、残念ながら即効性は期待できません。

それよりも重要なのは、「**マインドセッティング**」だと思います。

脳の働き方には、クセがあります。人それぞれ動作のクセがあるように、**脳も人それぞれ一定の思考パターンを持っている**のです。それをどういう方向に持っていくかによって、前頭前野の働き方も違ってきます。

できるだけものごとをポジティブに考える習慣をつければ、いつしかそれがク

セになり、思考パターンも変わっていきます。『幸福論』で知られる哲学者アランの言葉に、「**悲観は気分、楽観は意志**」というものがありますが、脳科学の観点からもそれは言えるわけです。

もっとも、私も常にポジティブ・シンキングを実践してきたわけではありません。忙しくて冷静に考えられない場合もあるし、些《さ》細《さい》なことで悩んだりもします。ものごとがうまくいっているのに、「そのうち落とし穴が待っているんじゃないか」と不安になったりもします。

しかし最終的には、「何があっても、できるだけポジティブに考えればいい」と自分に言い聞かせてきました。そういう意識を持ち続けていれば、いつしか心の習慣として定着するのではないかと思っています。

「慣れ」がストレスを減らす

今まで行ったことのない国や地域を訪れるとなると、誰でも少なからず緊張するでしょう。例えば空港からホテルまでどうやって行けばいいのか、ホテルから目的地までちゃんと行き着けるのか、現地の人と話が通じるのか、万が一の場合はどうすればいいのか等々、いろいろシミュレーションしながら考えてしまうものです。

あれこれ考えることが旅行の楽しみでもありますが、考えすぎてしまうとストレスになってしまいます。

これを「**予期不安**」と言い、平たく言えば取り越し苦労です。滅多に起こらないことを想定して悩んだり、不安に思ったりするだけで、心の負担になることが多いのです。

とはいうものの、悩まずにはいられないのが人間です。私もかつてはそうでした。准教授の時代は出張などほとんどなかったので、たまに遠くへ出かけるとなると、それが大きなストレスになっていたのです。

しかし今、出張の回数が格段に増えて、ようやく「**もう考えるだけムダ**」とわかるようになりました。初めての国や地域へ行くにしても、「だいたいこんなものだろう」と想定できるようになったのです。**要するに「慣れ」の問題です。**旅行にかぎった話ではありません。「経験が人をつくる」と言いますが、「経験はストレスを減らす」とも言えると思います。

例えば会社の経営者は、しばしば重大な経営判断を迫られます。しかし、「優秀」と呼ばれる方ほど、さして悩むことなく短時間で判断を下しているように見えます。

それはまさに経験による「慣れ」であり、ふだんからシミュレーションを繰り返してきた賜物《たまもの》でしょう。どう動けばどういう結果になるか、瞬間的に見当がつくのだと思います。

シミュレーションを取り越し苦労にするか、それとも**いつでも判断できるようにするための予行演習にする**か……。はじめは前者だったとしても、経験を重ねていくうちに後者に移り、その精度も上がっていくと思います。

「逃げる」ことも大事ですが、そう簡単に逃げられない仕事もあるでしょう。それならば、「そのうち慣れる」「経験値が上がれば判断も間違えない」と開き直ったほうが、いい結果につながるのではないでしょうか。

生活習慣 16

対面の会話で「共感性」を高める

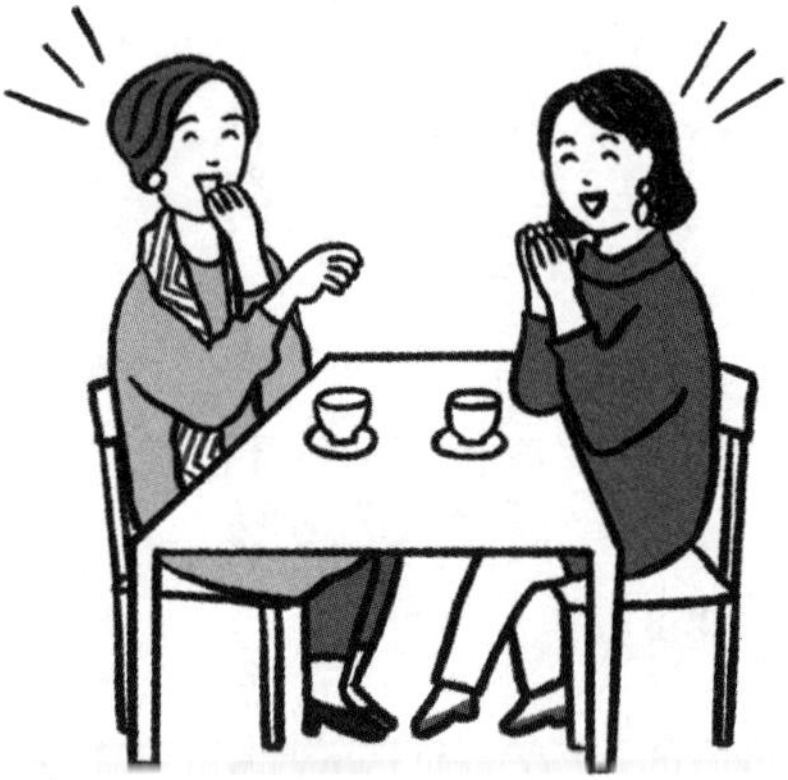

酒席などでグチをこぼす行為は、一般にあまり歓迎されません。しかし、ストレス解消という意味ではけっこう有効なのです。

例えば、気心の知れた友人に「会社の上司にこんなことを言われた」「がんばっているのに評価してもらえない」などと話したとします。聞かされる側はともかく、話す側は感情を吐き出したため、多少はすっきりします。

四六時中ではさすがに嫌われるでしょうが、「お互いにグチを言い合えるような関係」をつくっておくことも悪くはありません。

そもそもなぜ、私たちはグチをこぼしたくなるのでしょうか。

それは、**人に共感してもらいたいから**でしょう。話を聞いてもらい、同情を得られれば、怒りや悲しみも多少は収まります。もちろんお酒の席でなくてもかまわないので、できるだけそういう機会や相手を見つけたほうがいいと思います、一人だけで抱え込む必要はないのです。

しかし世の中には、「誰に対してもグチ一つこぼさない」「仕事の話を家庭に持ち込まない」という方も多いと思います。弱音を吐くことは恥ずかしいとかみっともないとか、相手に迷惑というイメージがあるためでしょう。

これはある意味で、すばらしい美徳だと思います。たしかにコミュニケーションには「**感情伝播**《でんぱ》」という作用があります。

人間は感性の生き物なので、相手が楽しそうにしていれば自分も楽しくなるし、逆に相手がイライラしていれば自分もイライラしてくる。こういう経験は誰にでもあるでしょう。だからネガティブな話を打ち明けないというのは、相手や周囲を気遣うということでもあります。

とはいえ、**溜め込むことによるストレスを考えれば、吐き出せるときには吐き出したほうがいい。グチを言い合えるような関係を築くことが大事だと思います。**

私自身、職場での出来事をよく家族や友人に話します。嫌なことがあれば、むしろ積極的に吐き出すようにしています。その代わり、相手のグチもできるだけよく聞くように努めているつもりです。これはお互いに、解決策を求めているわけではありません。**「それは大変だね」「言うとおりだね」と言い合えれば、それで十分**ではないでしょうか。

夫婦ゲンカの原因は脳の違い？

脳は基本的に同情や共感を求めるものですが、ここにはちょっとした性差があります。個人差はありますが、概して女性のほうが言語能力が高くて共感への欲求が強く、男性は空間認知能力が高くて論理的に考えるものなのです。

ただし、これは男性、女性を群として捉えた際の研究結果であり、それが、個々人の男性、女性に必ずしもすべてあてはまるわけではないということは忘れないでください。

実際、脳のつくりも違います。女性は共感性や言語に関わる脳の領域が大きいのに対し、男性は空間認知を担ういくつかの領域が大きいのです。もちろん例外の方もいますが、傾向としてははっきり現れています。

真偽のほどは定かではありませんが、この性差は原始時代の生活の名残であるという説もあります。男性は狩猟に出かけるから、空間や獲物の動きを論理的に考えるようになった、女性はムラを守って皆と仲良くする必要があるから、言語能力が発達した、というわけです。

いずれにせよ、こういう男女の違いに納得される方は少なくないでしょう。如実になるのは、夫婦ゲンカのときです。奥さんはとにかく話を聞いてもらいたい。一日の出来事とか、職場の話、子どもの話、ご近所の話、ネタは尽きません。それもできるだけ具体的に、委細漏らさず話したいと思うものです。

これは別に、すばらしい解決策を求めているのではなく、**自身がどんな苦労や思いをしているのか、とにかく共感してもらいたい**のです。

一方、旦那さんは「それなら、こうすればいいじゃないか」と早々に結論を出そうとする。ダラダラ続く話を聞くのは合理的ではないと感じ、さっさと切り上げてしまいたいわけです。この意識の違いがケンカの元になることは、少なからずあるものです。

男女の違いの壁は、簡単には崩れません。しかし少なくとも、女性であれ男性であれ、脳のストレス軽減に共感性が必要なことは間違いありません。

特に男性については、お互いに「傾聴と同意」の姿勢を見せることが、夫婦円満の秘訣でしょう。

認知症ケアの現場でも「共感性」が奇跡を起こす

共感性が人間にとっていかに重要かは、認知症ケアの方法として注目されている「ユマニチュード」でも明らかです。

これは「見る」「話す」「触れる」「立つ」という四つのコミュニケーションを基本とするもので、ポイントは患者さんの目線に立ち、対等に接することです。

認知症といえば、記憶が極端に落ちたり、自分の居場所もわからなかったり、家の中や外を徘徊《はいかい》したりといった症状が知られています。しかし、いずれも表面的な現象であり、内面では気持ちや記憶が以前のまま残っているのです。

ケアする側としては、「話しかけてもムダ」などと思わず、以前と同じように話しかけたり、触れ合ったり、好きな音楽を聴かせてあげたりすればいいわけです。

けっして「世話をしてあげている」「生活を支配している」という印象にならないよう、常に目線を同じ高さにして「見る」。ケアも黙って行うのではなく、「身体を拭きますよ」などと実況するように「話す」。身体も手でつかむのではなく、支えるように「触れる」。そして筋力を維持できるよう、なるべく「立つ」ことを基本にします。

こういう接し方によって、**人としての尊厳を取り戻し、症状の進行を抑えようというのが「ユマニチュード」の考え方**です。短時間で生きる意欲を取り戻したり、積極的にコミュニケーションを図るようになったり等々、劇的に変化したケースもあるようです。

これも一種の「共感の受容」でしょう。人とわかり合えることで脳は活発に働き始めるのです。もちろん認知症とは関係なく、どんな人でも当てはまる話です。

脳にいいのはバーチャルよりもリアル

コミュニケーションといえば、最近はメールやSNS（ソーシャル・ネットワーキング・サービス。ツイッターやフェイスブックなど）、オンラインミーティング（Zoomなど）がすっかり定着しました。仕事上はもちろん、プライベートな〝会話〟まで、こういうバーチャルなコミュニケーションが当たり前に行われているようです。

気軽にやりとりできるという意味では、たしかにたいへん便利です。特にSN

Sを使って意見を発信したり、自己アピールしたりしたいという気持ちもあるでしょう。そういう前向きな気持ちを持つことも大事です。

しかし**脳の健康を保つという意味では、やはりバーチャルではなくリアルなコミュニケーションのほうが重要です。**なぜなら、そこにはやはり**共感性が生まれやすい**からです。

面と向かって話をすると、できるだけ相手の気持ちを理解しようと一生懸命になります。言葉だけではなく、口調や表情、しぐさ、目つきなどの情報から感情を読み取ろうとするはずです。それが、脳の働きを活性化させるのです。

ところが、バーチャルな世界で特に文字だけによるやりとりだけでは、そうはいきません。例えばメールの文面を見て、送り手の感情まで読み取るのは難しいと思います。実は怒っていたのに軽く返信してしまったり、意図せずに書いたことが相手を傷つけてしまったりという経験は、誰にでもあるのではないでしょうか。物理的・精神的に距離がある分、相手への意識も希薄化するわけです。

まして、それが日常のコミュニケーションの主流になってしまうと、共感性を磨く機会が失われます。いくらバーチャルな世界でやりとりしても、それによってコミュニケーションをとっているつもりになってはいけません。**実際に人と会って話す機会も、十分に用意する必要がある**と思います。

ただ最近、そういう機会は減りつつあるかもしれません。複数の人が集まる職場でさえ、一日中誰とも口をきかないまま過ごすことがあるようです。一人で仕事に集中したいときもあるでしょうが、そればかりでは息が詰まります。せっかく同僚が近くにいるのですから、雑談するような時間をもっと積極的につくったほうがいいと思います。それでなくても、リモートワークの浸透により、対面の機会が随分減ったと感じている人もいることでしょう。

職場で雑談が許されない雰囲気なら、なおさら日常のコミュニケーションが欠かせません。職場外で、そういう場を見つけるよう工夫したほうがいいでしょう。

生活習慣 17

自分にぴったりの働き方を見つける

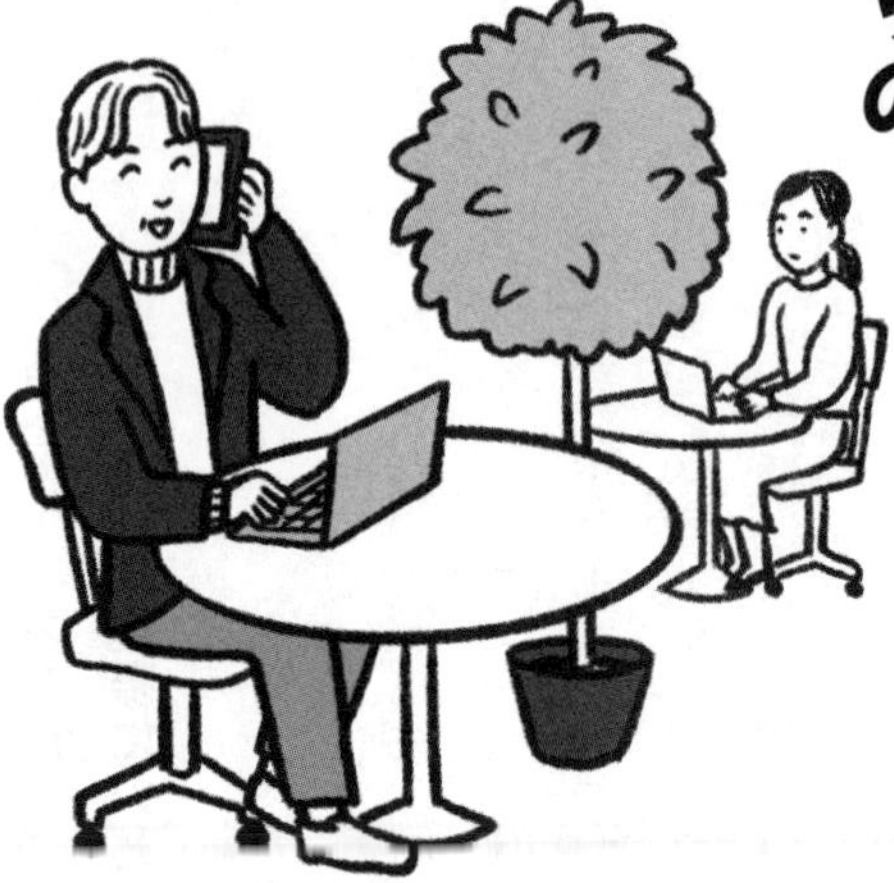

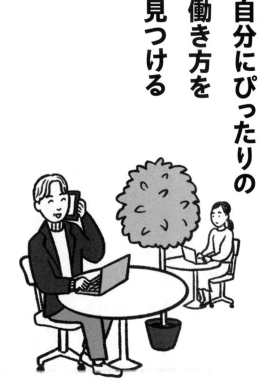

パソコンの「頭脳」と言われるCPU（中央演算処理装置）に、「**デュアルコア**」が使われることは今や珍しくありません。要するに一個のCPUに二つの頭脳を備えることで、二つの作業を同時にこなせるようにしているわけです。

これは、私たちの「頭脳」にとっても有効と言われています。ただし、ものごとを早く処理できるというより、いわば「**頭の体操**」になるからです。これを「デュアルタスク」といいますが、**脳の複数の領域を同時に使うことで、より刺激を与えよう**というわけです。

例えば、健康のために自宅の周辺を散歩するとします。そのとき、ただ歩くだけで飽きてしまったのなら、頭の中でまったく別のことを考えてみてはいかがでしょう（もちろん周囲の安全に気をつけながらです）。

「しりとり」とか、一〇〇から七を順番に引いていくような計算とか、心得があるなら俳句や短歌をつくってみるのもいいでしょう。あるいは目に映る街路樹に関心を払ったり、ビジネスパーソンなら通り過ぎる店の売上高をざっと推計してみたり、やろうと思えばできることは無数にあると思います。

私たちは、頭を空っぽにしているときほど、ネガティブなことを思い出したり、些細なことを心配して暗くなったりしがちです。自らストレスを呼び込んでしまうわけで、あまり有効な時間の使い方とは言えません。

ならば、それをシャットアウトする意味でも、あえて脳を忙しくさせたほうがいい。「デュアルタスク」とは、そんな試みだと思います。


実は、たいていの趣味というものは自動的に「デュアルタスク」になっています。例えばフットサルのような球技は、身体を激しく動かすとともに目も耳も脳もフル稼働させなければ、たちまちチームの〝お荷物〟になってしまいます。

あるいは、初めての場所へ旅行すれば、見聞きする大量の情報を同時複数的に処理しようとするはずです。料理にしても、段取りを考えて複数の作業を同時に進行するものでしょう。

好奇心の観点から趣味の有効性についてすでに述べましたが、脳を忙しくさせるという意味でも、やはり趣味を持つことは大事だと思います。

仕事の効率を劇的に上げる「アイドリング」

もっとも、「デュアルタスク」を行えるのは、基本的に仕事以外の場合でしょう。その有効性は誰もが認めるところですが、いつでもどこでもというわけにはいかないことも事実です。

私自身、仕事で「デュアルタスク」はいっさい行っていません。複数の仕事を抱えていますが、一つひとつの作業に集中力を要するし、絶対にミスの許されない職業なので、同時にはできないのです。

その代わりに実践しているのが、**時間を細かく区切る**こと。

例えば三分でできる作業は三分で終わらせ、すぐ次の作業に移る。臨床、研究、教育、それに産学連携のような外部の方々との協議など、やるべきことが山積しているので、なかなか一つの作業に長時間かけることはできません。だから逆に、きっちり時間で管理して、そのときどきで集中できるようにしているのです。

同時に心がけているのが、いわば「**アイドリング**」です。

すべての作業を常に頭の片隅に入れておいたり、キーワードをこまめにメモしたりして、いざ取り組む際にすぐに動かせるようにしているのです。英語のことわざに「A rolling stone gathers no moss.（転がる石に苔《こけ》は生えない）」というものがありますが、まさにこの心境です。

特に大きな〝石〟の場合、ひとたび止めてしまうと、ふたたび動かす際に多大なエネルギーが必要になります。どの時点で止まっていたか、正確に思い出すだけでも時間がかかるでしょう。

しかし常にわずかずつでも動かしていれば、次に本格的に動かす際には「慣性の法則」が働くので、少ないエネルギーですみます。それによって労力と時間のムダ、加えてストレスを回避しているわけです。

もちろん職種によっては「デュアルタスク」のほうがやりやすい、という方もいるかもしれません。どちらが優れているという話ではなく、どちらが脳をより快適に働かせられるか、という基準で選んでいただければと思います。

「ライフ・ワーク・渾然《こんぜん》一体」の道もある

最近は、「ライフ・ワーク・バランス」の重要性が叫ばれています。「仕事も生活も充実させよう」という意味では、賛同しない人はいないでしょう。しかし、「仕事と生活のメリハリをつける」とか「オンとオフをきっちり分ける」という意味では、必ずしもそれが理想的とは言えない気がします。先にも述べましたが、生活の中で仕事のヒントを得ることもあるし、きっちり時間で区切れる仕事ばかりではないからです。

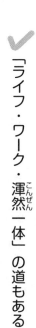

私もその一人で、仕事と趣味と家庭との間に、確たる境界線を設けていません。当たり前のように自宅に仕事を持ち帰るし、自宅の自室には仕事用と趣味用のパソコンを並べて置いています。ちょっと仕事をした後で蝶の標本を見たり、子どもと遊びながら隙を見てパソコンに向かうこともあります。

あるいは家族で旅行に行ったとしても、仕事のことは忘れません。もちろん家族とともに楽しめるだけ楽しみますが、ちょっとした時間に仕事のメールを読んだり、返信したりしています。「ライフ・ワーク・バランス」というより、「ライフ・ワーク・渾然一体」という感じです。

実は自宅を建てた際も、こだわりとして個室の書斎はつくりませんでした。生活スタイルと同様、できるだけ境界をなくすことで、どこにいても家族と会話ができる家にしたかったのです。

こういう生活スタイルになった理由は、大きく三つあります。一つ目は単純に、仕事量が多いから。とても研究室にいる時間内では処理しきれないのです。

二つ目は、このほうが効率がいいから。仮に「今日はここまで仕事、ここから先は遊び」とメリハリをつけようとすると、かえって集中力が続かないのです。それに一つ目の理由とも関係しますが、「仕事にケリをつけてから」などと考えていると、遊ぶ時間がまったくなくなってしまいます。

働き方、生き方をやわらかく

そして三つ目の理由は、ひとたびきっちり休んでしまうと、仕事を再開するのが嫌になるからです。これは前述の「アイドリング」の考え方とも共通しますが、要するに余計なエネルギーロスやストレスを感じないようにしているのです。

しばらく前から、「サザエさん症候群」という言葉をよく聞くようになりました。

日曜夕方の『サザエさん』を見ていると、「明日からまた会社や学校に行かなければならない」という現実を意識してゆううつになる、というものです。

この気持ちは、ものすごくよくわかります。まして正月やお盆、ゴールデンウィークの最後の夜などは、つい気分が落ち込みやすくなるものです。

ならば逆に、**曜日も場所も関係なく、常に働いていればいい。**「休みモード」から「仕事モード」への切り替えにかかるストレスを考えれば、実は適度に休みながらずっと仕事をしていたほうが、楽かもしれません。

もちろん、これは極端な例でしょう。見方によっては「ワーカホリック」なので、けっして推奨するわけではありません。

ただ、働き方は人それぞれ、もっと柔軟に考えてもいいのではないかと思います。自身がもっともストレスを感じない方法であれば、それでいいのです。

多様な働き方ができるのは、ある面では時代の要請であり、また時代の賜物でもあります。幸い、最近はパソコンさえあれば時間も場所も選ばず、仕事ができる方も増えていると思います（ただしデータの持ち出しには厳しいでしょうが）。

また会社組織によっては、フレックスタイムや在宅勤務など、より柔軟な働き方も選択できるようになっています。


人生において、仕事というものに、私たちは多くの時間を費やしています。

繰り返しますが、**ストレスを感じにくい働き方、人生の充実した働き方をここで少し考えてみるのもいいかもしれません。**

「サザエさん症候群」のように、「明日のことを考えるとゆううつになる」という生活から抜け出す道は、ひと昔前よりずっと〝整備〟されています。

ライフもワークも真に充実させるために、柔軟にいろいろ試してみてはいかがでしょうか。

本書は、ＰＨＰ研究所より刊行された『本当は脳に悪い習慣、やっぱり脳にいい習慣』を、文庫収録にあたり改題したものです。

瀧　靖之（たき・やすゆき）

東北大学加齢医学研究所教授。医師。医学博士。1970年生まれ。東北大学大学院医学系研究科博士課程修了。東北大学加齢医学研究所臨床加齢医学研究分野教授。東北大学スマート・エイジング学際重点研究センターセンター長。一児の父。

脳のMRI画像を用いたデータベースを作成し、脳の発達や加齢のメカニズムを明らかにする研究者として活躍。読影や解析をした脳MRIは、これまでに16万人に上る。脳を健康に、若々しく保つ生活習慣はマスコミでも大反響で、そのノウハウをまとめた著書『生涯健康脳』（ソレイユ出版）とそれを子育てに応用した『「賢い子」に育てる究極のコツ』（文響社）は各10万部を突破するベストセラーとなる。

その他の著書に『こんなカンタンなことで子どもの可能性はグングン伸びる！』（ソレイユ出版）、『「脳を本気」にさせる究極の勉強法』（文響社）、『回想脳』（青春出版社）、共著書に『脳医学の先生、頭がよくなる科学的な方法を教えて下さい』（日経BP社）など多数。

知的生きかた文庫

70代《だい》でも老《ふ》けない人《ひと》がしている　脳《のう》にいい習慣《しゅうかん》

著　者　瀧《たき》　靖之《やすゆき》
発行者　押鐘太陽
発行所　株式会社三笠書房
〒一〇二―〇〇七二　東京都千代田区飯田橋三―三―一
電話〇三―五二二六―五七三四〈営業部〉
〇三―五二二六―五七三一〈編集部〉
https : //www.mikasashobo.co.jp
印刷　誠宏印刷
製本　若林製本工場

ISBN978-4-8379-8828-1 C0130

体がよみがえる「長寿食」

藤田紘一郎

〝腸健康法〟の第一人者、書き下ろし！　年代によって体質は変わります。自分に合った食べ方をしながら「長寿遺伝子」を目覚めさせる食品を賢く摂る方法。

疲れない体をつくる免疫力

安保　徹

免疫学の世界的権威・安保徹先生が、「疲れない体」をつくる生活習慣をわかりやすく解説。ちょっとした工夫で、免疫力が高まり、「病気にならない体」が手に入る！

40歳からは食べ方を変えなさい！

済陽高穂

ガン治療の名医が、長年の食療法研究をもとに「40歳から若くなる食習慣」を紹介。りんご＋蜂蜜、焼き魚＋レモン……「やせる食べ方」「若返る食べ方」満載！

ズボラでもラクラク！　飲んでも食べても中性脂肪コレステロールがみるみる下がる！

板倉弘重

我慢も挫折もなし！　うまいものを食べながら！　最高のお酒を味わいながら！　好きに飲んで食べてたいズボラな人でも劇的に数値改善する方法盛りだくさんの一冊！

食べれば食べるほど若くなる法

菊池真由子

1万人の悩みを解決した管理栄養士が教える簡単アンチエイジング！　シミにはミニトマト、シワにはナス、むくみにはきゅうり……肌・髪・体がよみがえる食べ方。

C50454